AF748001

CHIRURGIE VASCULAIRE

WANG Zhanqi, WU Zhangmin, LIU Xinnong,
Traduit du chinois par LI SIQI

CHIRURGIE VASCULAIRE

L'Harmattan
Guinée

Avec la contribution de :

Nom	Unité
Mohamed Diane	Hôpital de l'amitié sino-guinéenne
Soriba Naby CAMARA	Hôpital de l'amitié sino-guinéenne
Alpha KONE	Hôpital de l'amitié sino-guinéenne
Yves YOMBOUNO	Hôpital de l'amitié sino-guinéenne
ZHANG Zhiwen	Hôpital de l'amitié de Pékin
LIU Changwei	Hôpital du Collège médical de l'Union de Pékin
NI Leng	Hôpital du Collège médical de l'Union de Pékin
CHEN Zhong	Hôpital Anzhen de Pékin
SONG Xiantao	Hôpital Anzhen de Pékin
WANG Zhanqi	Hôpital Anzhen de Pékin
WU Zhangmin	Hôpital Anzhen de Pékin
WANG Qingyuan	Hôpital Anzhen de Pékin
HU Zhongzhou	Hôpital Anzhen de Pékin
ZHENG Huanqin	Hôpital Anzhen de Pékin
LU Zhihui	Hôpital Anzhen de Pékin
BAI Yunbo	Hôpital Anzhen de Pékin
LI Siqi	Hôpital Anzhen de Pékin
LIU Xinnong	Hôpital Tiantan de Pékin
ZUO Fuxing	Hôpital général de l'aviation de Pékin
CHEN Dongsheng	Hôpital Luhe de Pékin
GE Yuxia	Deuxième hôpital de Harbin
Hou Lifang	Deuxième hôpital de Harbin
YANG Fan	Université de l'Union de Pékin
GU Hongyu	Premier hôpital de Qiqihar
LIU Xiaoming	Premier hôpital de Qinhuangdao
LIU Guoliang	Hôpital Central Affilié de l'Université Polytechnique de Dalian
LIU Yanmin	Hôpital affilié à l'Université du Qinghai

5-7, rue de l'École-Polytechnique, 75005 Paris

http://www.editions-harmattan.fr
ISBN : 978-2-336-51967-8
EAN : 9782336519678

Préface

Ces dernières années, les projets d'aide médicale extérieure de la Chine se sont progressivement approfondis. Le contexte de la rédaction de ce livre repose sur l'expérience pratique des chirurgiens vasculaires chinois dans le cadre de l'aide au développement médical en Guinée. La Guinée, un pays d'Afrique de l'Ouest comptant actuellement 14 millions d'habitants, ne disposait pas auparavant d'une spécialité indépendante en chirurgie vasculaire. À partir de 2021, la Chine a commencé à envoyer son premier expert en chirurgie vasculaire en Guinée, marquant ainsi une nouvelle étape dans le soutien de la Chine aux systèmes de santé des pays africains, particulièrement dans le domaine de la chirurgie vasculaire. Grâce aux efforts et à la coordination de multiples acteurs, en juillet 2024, l'Hôpital de l'Amitié Sino-Guinéenne a officiellement établi la première unité indépendante de chirurgie vasculaire de la région, équipée de professionnels médicaux qualifiés.

Au cours de cette mission d'aide, nous avons constaté que, bien qu'il n'existe pas encore de données épidémiologiques précises sur les maladies vasculaires périphériques en Guinée, ces pathologies sont fréquemment rencontrées dans les activités médicales quotidiennes. En raison du manque d'équipements de diagnostic et de compétences spécialisées, de nombreux patients atteints de maladies vasculaires périphériques font face à des difficultés de traitement, avec une lourde charge de morbidité, pouvant aller jusqu'à des handicaps irréversibles ou des décès. Cette réalité médicale m'a inspiré l'idée de rédiger un ouvrage spécialisé sur la chirurgie vasculaire durant ma mission en Guinée. Ce livre vise à fournir un matériel d'apprentissage aux professionnels de santé locaux ayant une formation médicale de base et désireux de se spécialiser en chirurgie vasculaire. Par ailleurs, il ambitionne de sensibiliser les étudiants en médecine et le personnel médical à l'importance des maladies vasculaires, en encourageant un diagnostic et un traitement précoces, afin d'améliorer la qualité de vie et l'espérance de vie des patients.

La chirurgie vasculaire est une discipline en plein essor, dont l'importance se manifeste de plus en plus avec la hausse mondiale de l'incidence des maladies vasculaires périphériques. Ces maladies affectent gravement la qualité de vie des patients et, sans prise en charge rapide, peuvent entraîner des conséquences graves, voire mortelles. Ces dernières années, les techniques de chirurgie vasculaire ont évolué, passant de la chirurgie ouverte traditionnelle à des traitements endovasculaires minimalement invasifs, rendant les soins plus précis, efficaces et moins traumatisants, conformément aux tendances de la médecine moderne. Cependant, dans de nombreux pays en développement, la chirurgie vasculaire reste un domaine relativement faible. En Guinée, les compétences et technologies liées à ce domaine sont pratiquement inexistantes. Dans ce contexte, la promotion du développement de la discipline de chirurgie vasculaire est d'autant plus essentielle.

Ce livre propose une introduction systématique, allant des bases aux applications cliniques, sur les classifications des maladies vasculaires, les méthodes de diagnostic et les techniques de traitement. Il inclut également certains cas chirurgicaux traités durant ma mission en Guinée. Destiné à des professionnels de santé ayant des connaissances de base, il sert également de guide clair pour les débutants, dans le but de promouvoir la vulgarisation et l'application de cette discipline en Guinée et dans d'autres pays.

À l'occasion de la finalisation de cet ouvrage, je tiens à exprimer ma profonde gratitude à toutes les institutions et personnes ayant soutenu les missions médicales en Guinée. Je remercie particulièrement les membres de la 30e mission médicale chinoise en Guinée pour leur dévouement sans faille, qui a fourni une base pratique riche pour la rédaction de ce livre. Je remercie également la Commission Nationale de la Santé de Chine, l'ambassade de Chine en Guinée, la Commission de la Santé de Pékin, ainsi que l'hôpital Anzhen de Pékin pour leur soutien, et l'Hôpital de l'Amitié Sino-Guinéenne pour leur collaboration. Je souhaite sincèrement que ce livre contribue au développement de la chirurgie vasculaire en Guinée, bénéficiant ainsi à davantage de patients. Que la chirurgie vasculaire en Guinée connaisse un essor prospère, et que l'Hôpital de l'Amitié Sino-Guinéenne continue de se développer grâce au soutien du gouvernement chinois, écrivant ainsi de nouvelles pages glorieuses dans l'amitié sino-guinéenne.

Sommaire

CHAPITRE 1

Histoire et développement de la chirurgie vasculaire

SECTION 1 L'ORIGINE DE LA CHIRURGIE VASCULAIRE

La chirurgie vasculaire, en tant que branche spécialisée de la médecine chirurgicale, trouve ses origines dans l'histoire de la chirurgie au XIXe siècle. Le développement précoce de la chirurgie vasculaire est étroitement lié à la compréhension approfondie du système vasculaire par l'humanité, aux progrès de la technologie chirurgicale et aux innovations en matière de matériel et d'équipement chirurgicaux. Bien que le traitement des maladies vasculaires ait été enregistré dans l'Antiquité, la naissance de la chirurgie vasculaire moderne trouve principalement son origine dans la révolution médicale de la fin du XVIIIe au XIXe siècle. L'origine de la chirurgie vasculaire ne s'est pas produite du jour au lendemain. Les premiers chirurgiens connaissaient peu l'anatomie et la physiologie des vaisseaux sanguins, les chirurgies vasculaires étaient donc extrêmement rares et à haut risque. Au XVIIe siècle, la chirurgie concernait principalement les traumatismes et l'amputation de certains membres, et il n'existait pratiquement aucune trace d'opérations sur les vaisseaux sanguins. Jusqu'au XVIIIe siècle, avec les progrès de l'anatomie, l'homme a progressivement pris conscience du rôle clé des vaisseaux sanguins dans le corps humain, ce qui a fourni une base théorique à la naissance de la chirurgie vasculaire.

Les premières mentions de chirurgie vasculaire sont apparues à la fin du XVIIIe siècle, par le chirurgien français Antoine. Au cours du travail de Portal, il a réalisé avec succès une ligature vasculaire en cas d'hémorragie artérielle, ce qui a jeté les bases d'une chirurgie vasculaire ultérieure. Cependant, ce n'est qu'au début du XIXe siècle que les chirurgiens se sont intéressés à couper, suturer et réparer les vaisseaux sanguins. Avec l'introduction de l'anesthésie et des technologies anti-infectieuses au milieu du XIXe siècle, la chirurgie est entrée dans une nouvelle ère. La maturité de la technologie de l'anesthésie a progressivement permis aux chirurgiens de réaliser des opérations plus complexes, notamment des opérations sur les gros vaisseaux sanguins, sans provoquer de grandes douleurs chez le patient. Dans le même temps, les progrès du traitement anti-infectieux, notamment la promotion des techniques chirurgicales aseptiques, ont également considérablement réduit le risque d'infection chirurgicale, amenant ainsi le développement de la chirurgie vasculaire à une nouvelle étape. Dans les années 1860, le chirurgien britannique William Macewen a réalisé avec succès la réparation chirurgicale d'un anévrisme pour la première fois, créant ainsi une étape importante dans le domaine de la chirurgie vasculaire. Cette réalisation fait que la chirurgie vasculaire ne se limite pas à la simple hémostase ou à la ligature des vaisseaux sanguins, mais commence également à impliquer des techniques de reconstruction et de réparation vasculaires plus complexes. Cette méthode chirurgicale marque la transformation progressive de la chirurgie vasculaire du simple traitement des traumatismes à des techniques de réparation vasculaire plus sophistiquées. Au début du 20e siècle, avec l'essor de la technologie de la microchirurgie, la chirurgie vasculaire est entrée dans une phase supérieure. La microchirurgie offre une plus grande précision pour la réparation des vaisseaux sanguins, en particulier dans la réparation des petits vaisseaux sanguins et des microvaisseaux, la technologie de la microchirurgie a montré un grand potentiel. À cette époque, la portée du traitement de la chirurgie vasculaire s'est progressivement élargie pour inclure non seulement le traitement des maladies artérielles et veineuses, mais a également commencé à explorer la réparation des vaisseaux sanguins endommagés par la transplantation de vaisseaux sanguins, la reconstruction vasculaire et d'autres méthodes. Dans les années 1950, la frontière entre chirurgie cardiaque et chirurgie vasculaire s'estompe progressivement. Avec l'application généralisée du pontage coronarien (PAC), la relation entre la chirurgie vasculaire et la chirurgie cardiovasculaire est devenue de plus en plus étroite. En particulier dans le traitement des maladies coronariennes, les chirurgiens vasculaires ont progressivement acquis les capacités techniques de la chirurgie cardiaque. À cette époque, le développement de la chirurgie vasculaire ne se limitait pas au traitement des traumatismes, des malformations congénitales ou des maladies veineuses, mais impliquait également des interventions chirurgicales complexes pour le traitement de l'artériosclérose, des maladies artérielles périphériques et d'autres maladies.

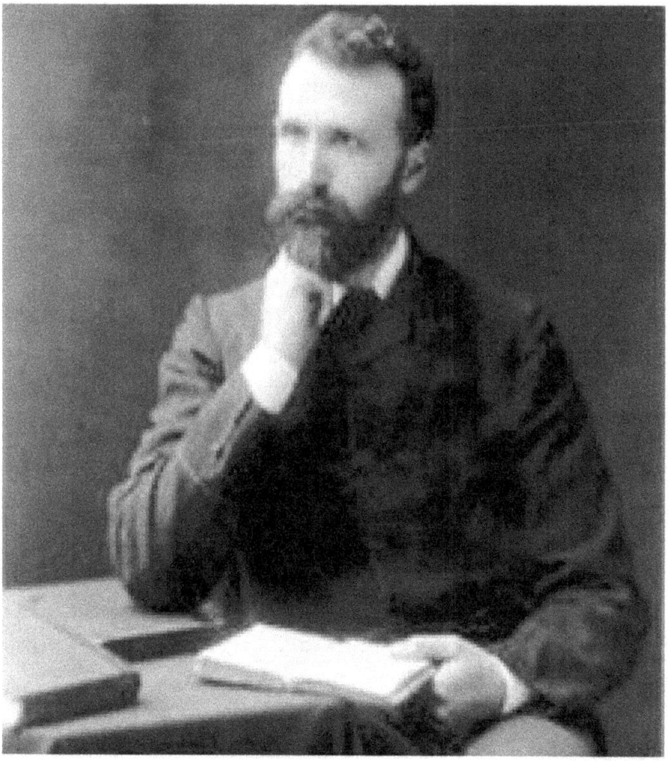

William Macewen (1848-1924)

Cependant, c'est dans les années 1980 et 1990 que la chirurgie vasculaire est véritablement devenue une discipline indépendante et a gagné en applications cliniques. Avec le développement de la technologie interventionnelle, en particulier l'introduction de l'intervention coronarienne percutanée (ICP) et d'autres technologies de traitement interventionnel vasculaire, les méthodes de traitement de la chirurgie vasculaire se sont diversifiées. La combinaison de la chirurgie et du traitement interventionnel a fait entrer la chirurgie vasculaire dans une toute nouvelle ère. À l'aube du 21e siècle, la technologie de la chirurgie vasculaire continue d'innover, notamment avec l'aide de la chirurgie endoscopique, de la chirurgie assistée par robot et des technologies d'imagerie de haute précision (telles que la tomodensitométrie, l'IRM, l'angiographie, etc.), la chirurgie vasculaire est devenue plus précise. et peu invasives, le temps de récupération des patients et les taux de complications ont également été considérablement réduits. La chirurgie vasculaire ne se limite pas à la réparation chirurgicale traditionnelle, mais couvre également progressivement des modèles de prise en charge complets tels que le diagnostic précoce, l'évaluation des risques, le traitement médicamenteux et le traitement interventionnel des maladies vasculaires.

De manière générale, l'origine de la chirurgie vasculaire est étroitement liée au développement de la médecine chirurgicale. De l'hémostase vasculaire initiale aux chirurgies modernes complexes de réparation et de reconstruction vasculaire, et maintenant à l'application généralisée de la technologie interventionnelle mini-invasive, la chirurgie vasculaire a connu un processus de développement progressif. Ce processus reflète non seulement les progrès technologiques de la médecine chirurgicale, mais reflète également la compréhension approfondie du système vasculaire humain, fournissant ainsi des moyens plus précis et plus efficaces pour le traitement des maladies vasculaires. Les origines de la chirurgie vasculaire ont jeté les bases du développement actuel, mais son développement futur reste semé d'embûches. Avec les progrès de la science et de la technologie, de nouvelles technologies de diagnostic et de traitement continuent d'émerger, et la chirurgie vasculaire continuera d'innover à l'avenir pour apporter de meilleurs effets thérapeutiques aux patients ayant des niveaux techniques plus élevés.

SECTION 2 L'HISTOIRE DU DÉVELOPPEMENT DE LA CHIRURGIE VASCULAIRE INTERNATIONALE

L'histoire du développement de la chirurgie vasculaire internationale est une merveilleuse épopée de progrès médical et d'innovation technologique. De la fin du 19e siècle au début du 21e siècle, la chirurgie vasculaire a connu plusieurs étapes importantes, notamment la phase précoce d'exploration, la phase intermédiaire de développement technologique rapide et la phase contemporaine d'intégration multidisciplinaire. Ce qui suit est une revue de l'histoire du développement de la chirurgie vasculaire internationale basée sur la chronologie.

I. De la fin du XIXe siècle au début du XXe siècle : l'émergence de la chirurgie vasculaire

Au cours de cette période, les scientifiques et les chirurgiens ont commencé à étudier en profondeur le système vasculaire humain et à tenter des interventions chirurgicales connexes. Le développement de l'anatomie chirurgicale et la promotion des techniques aseptiques ont progressivement réduit les risques de la chirurgie vasculaire. Chirurgien britannique Joseph Lister Lister a proposé le concept de chirurgie aseptique en 1867, jetant ainsi les bases de la sécurité de la chirurgie vasculaire.

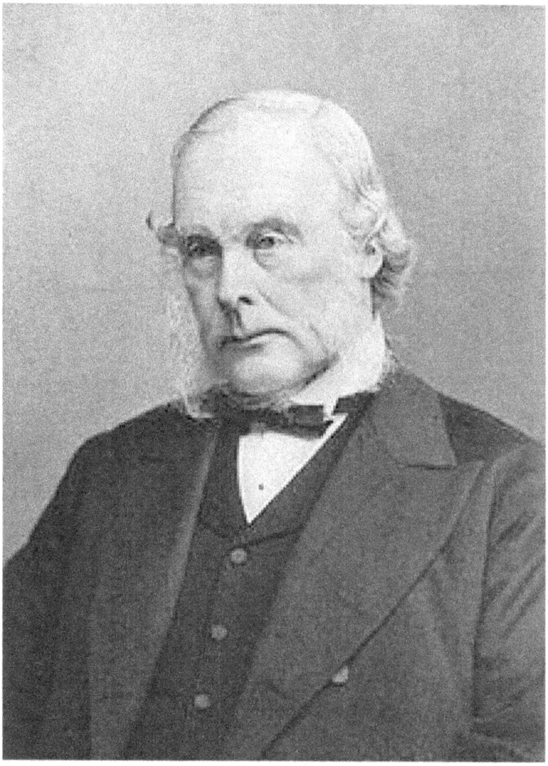

Joseph Lister (1827-1912)

En 1902, le chirurgien français Alexis Carrel a proposé pour la première fois la méthode de suture vasculaire en trois points, jetant ainsi les bases de la technologie moderne d'anastomose vasculaire. Il a remporté le prix Nobel de médecine pour avoir sauvé des milliers de vies pendant les deux guerres mondiales.

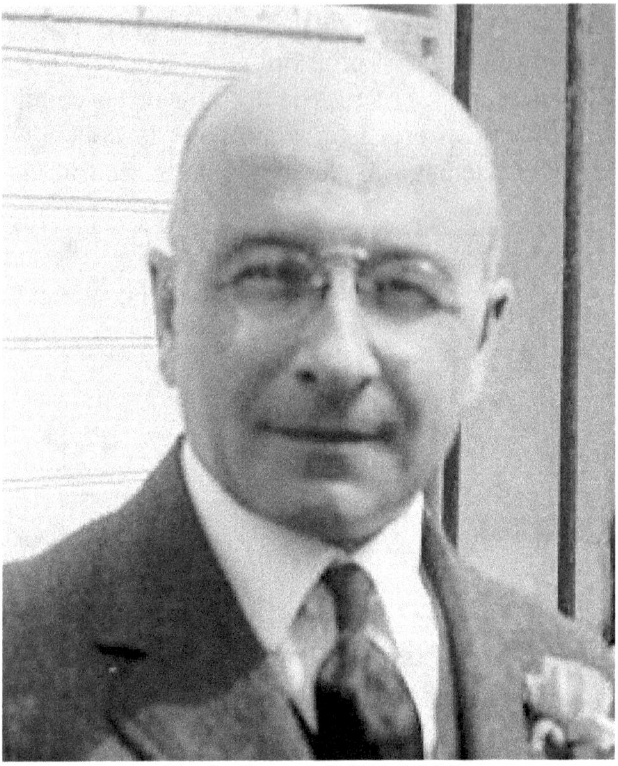

Alexis Carrel (1873-1944)

II. Milieu du XXe siècle : innovation technologique et normalisation

Le milieu du XXe siècle a été une période de développement rapide de la chirurgie vasculaire. Au cours de cette période, l'incidence croissante des maladies cardiovasculaires et la nécessité de traiter les traumatismes de guerre ont favorisé l'application et l'innovation des techniques de chirurgie vasculaire.

1. Percées technologiques après la Seconde Guerre mondiale

Pendant la Seconde Guerre mondiale, un grand nombre de blessés de guerre ont nécessité une réparation et une reconstruction vasculaires, ce qui a grandement favorisé les progrès de la chirurgie vasculaire. Chirurgien américain Michael DeBakey était une figure importante de cette période. En 1948, il a développé un vaisseau sanguin artificiel en polyester. La durabilité et la biocompatibilité de ce matériau ont jeté les bases d'une application généralisée de la transplantation vasculaire. En

1951, il réalise avec succès la première opération de remplacement de vaisseaux sanguins artificiels, ce qui constitue une étape importante dans la chirurgie vasculaire.

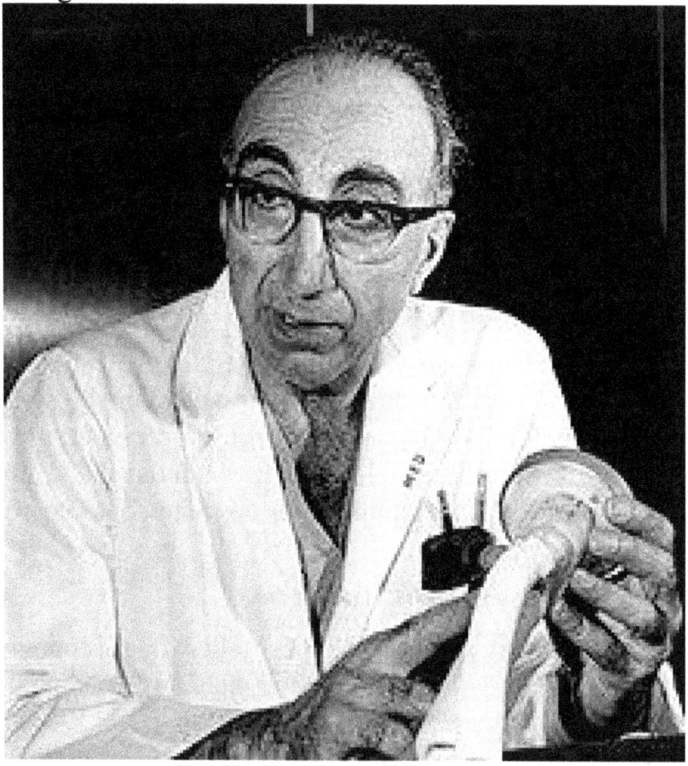

Michel DeBakey (1908-2008)

2. Traitement des anévrismes de l'aorte et des maladies vasculaires occlusives

Dans les années 1950, le traitement chirurgical des anévrismes de l'aorte a progressivement mûri. Michel DeBakey et un autre maître chirurgical, Claude Dubost a rapporté séparément des cas réussis de résection d'anévrisme de l'aorte. Cette période a également vu des progrès dans le traitement des maladies artérielles périphériques, comme l'introduction du pontage aorto-fémoral et de l'endartériectomie carotidienne.

3. Application de médicaments anticoagulants et thrombolytiques

Au cours de cette période, l'utilisation généralisée de médicaments anticoagulants tels que l'héparine et la warfarine a apporté un soutien important à la prévention des complications après une chirurgie vasculaire. En outre, la recherche sur la thérapie thrombolytique propose également de nouvelles méthodes de traitement pour les patients présentant une occlusion vasculaire aiguë.

III. Fin du 20e siècle : l'essor de la technologie mini-invasive et du traitement interventionnel

Des années 1970 aux années 1990, les techniques mini-invasives et les traitements interventionnels sont progressivement devenus des axes de développement importants en chirurgie vasculaire. L'événement marquant de cette période a été le bond en avant dans la technologie de l'imagerie et le progrès des équipements de traitement interventionnel.

1. Un bond en avant dans l'imagerie

Le développement de technologies telles que l'échographie, la tomodensitométrie (TDM), l'imagerie par résonance magnétique (IRM) et l'angiographie numérique par soustraction (DSA) ont rendu le diagnostic précoce et la planification chirurgicale des lésions vasculaires plus précis.

2. Promotion de la technologie interventionnelle

En 1977, le radiologue et cardiologue allemand Andreas Grüntzig a réalisé la première angioplastie transluminale percutanée (PTA), marquant l'entrée de la thérapie interventionnelle dans le domaine de la chirurgie vasculaire. Par la suite, la technologie des stents a été introduite pour traiter la sténose vasculaire et les maladies occlusives. Dans les années 1990, l'application de stents à revêtement médicamenteux a encore réduit l'incidence de la resténose vasculaire.

3. Application de la chirurgie endoscopique

L'introduction de la technologie endoscopique a considérablement réduit le traumatisme de la chirurgie ouverte traditionnelle. Cette technologie a été initialement utilisée pour le traitement des varices, puis s'est progressivement étendue à des domaines tels que la réparation des anévrismes et l'élimination des thromboses veineuses profondes.

IV. Le 21e siècle : intégration multidisciplinaire et traitement personnalisé

À l'aube du 21e siècle, la chirurgie vasculaire entre dans une nouvelle ère d'intégration multidisciplinaire et de traitement personnalisé. La chirurgie vasculaire moderne combine les technologies de la chirurgie traditionnelle, de la thérapie interventionnelle, de l'imagerie, de la biologie moléculaire et d'autres domaines pour former un modèle complet de gestion des maladies.

1. Application de la biologie moléculaire et de la technologie génétique

Les progrès de la biologie moléculaire ont transformé la chirurgie vasculaire d'une simple réparation mécanique à une intervention biologique. Par exemple, la promotion de la régénération et de la réparation des vaisseaux sanguins grâce à la thérapie génique est devenue un nouveau point chaud de la recherche.

2. Chirurgie assistée par robot

La chirurgie assistée par robot offre une plus grande précision et flexibilité pour la chirurgie vasculaire. Par exemple, le système chirurgical Da Vinci a été largement utilisé dans les chirurgies vasculaires complexes, rendant les opérations moins invasives et plus précises.

3. L'essor du traitement personnalisé

Le diagnostic personnalisé et le traitement basé sur le big data et l'intelligence artificielle changent la pratique de la chirurgie vasculaire. Grâce à une analyse complète des informations génétiques, des antécédents médicaux et des données relatives au mode de vie d'un patient, les médecins peuvent élaborer des plans de traitement plus précis.

4. Nouveaux développements en thérapie interventionnelle

La réparation endovasculaire des anévrismes (EVAR) et la réparation endovasculaire des anévrismes thoraciques (TEVAR) sont devenues des méthodes courantes pour le traitement des anévrismes. Ces techniques réduisent considérablement les risques chirurgicaux et le temps de récupération des patients.

L'histoire du développement de la chirurgie vasculaire internationale démontre pleinement les progrès et l'innovation dans le domaine médical. Depuis les premières explorations théoriques jusqu'aux applications contemporaines de haute technologie, chaque avancée en chirurgie vasculaire est indissociable des efforts conjoints aux multiples facettes des scientifiques, des chirurgiens et des ingénieurs. Cette discipline s'est développée rapidement au cours du siècle dernier et a apporté des bénéfices à d'innombrables patients. En regardant vers l'avenir, avec l'émergence continue de nouveaux matériaux, de nouvelles technologies et de nouveaux traitements, la chirurgie vasculaire va sûrement inaugurer une ère plus glorieuse. La coopération et les échanges internationaux continueront de promouvoir le développement de ce domaine et de fournir de meilleurs services médicaux aux patients du monde entier.

Références :

1. Entrepreneur R, Gerhold C, Sweeney M. « Chirurgien, scientifique, pathologiste et père fondateur de la chirurgie antiseptique. » Publié en ligne le 20 juin 2024:10.1016/j.urology.2024.06.022.

SECTION 3 L'HISTOIRE ET LA SITUATION ACTUELLE DE LA CHIRURGIE VASCULAIRE EN CHINE

L'histoire du développement de la chirurgie vasculaire en Chine n'est pas seulement un microcosme des progrès de la technologie médicale, mais aussi une partie importante du développement de l'industrie médicale chinoise. Depuis ses modestes débuts au début du 20ème siècle jusqu'à son développement global au 21ème siècle, la chirurgie vasculaire chinoise a progressivement émergé sur la scène internationale. Ce qui suit discutera de l'histoire et de la situation actuelle de la chirurgie vasculaire en Chine du point de vue du développement historique, des événements marquants, de la situation actuelle et des défis.

I. La première étape de la chirurgie vasculaire en Chine

La chirurgie vasculaire a débuté en Chine au milieu du 20e siècle. Avant cela, en raison des limites de la technologie et des conditions médicales, le diagnostic et le traitement des maladies vasculaires reposaient principalement sur un traitement médical conservateur, avec moins d'interventions chirurgicales. Dans les années 1950, la recherche sur la chirurgie vasculaire a commencé à se développer en Chine. Le premier groupe de chirurgiens chinois s'est progressivement intéressé aux maladies vasculaires et a essayé d'utiliser des technologies étrangères avancées pour traiter les patients. À cette époque, l'équipement et le matériel chirurgicaux étaient rares et la technique difficile, mais les médecins ont progressivement accumulé de l'expérience grâce à des efforts continus. Dans les pays développés, les chirurgies vasculaires indépendantes étaient courantes dans les années 1950 et 1960. L'avènement des vaisseaux sanguins artificiels dans les premières années a eu une grande importance pour la chirurgie vasculaire. En outre, il a également impliqué l'invention de médicaments anticoagulants. On peut dire que l'invention des vaisseaux sanguins artificiels et des médicaments anticoagulants a favorisé le développement de la chirurgie vasculaire, qui peut être considérée comme le premier changement révolutionnaire dans le développement de notre discipline. La thérapie interventionnelle pour la dissection des anévrismes s'est révélée très prometteuse depuis son succès en 1999. Les accidents ischémiques cérébraux (AIT) et les infarctus cérébraux provoqués par des lésions athéroscléreuses de l'artère carotide extracrânienne ont été favorisés dans une certaine mesure en Chine depuis le premier diagnostic et traitement réussi en 1983. La première percée en chirurgie vasculaire s'est produite entre la fin des années 1950 et le début des années 1960, lorsque les chirurgiens chinois ont réalisé les premières anastomoses vasculaires et résections d'anévrismes. Ces chirurgies ont marqué unc étape importante dans le niveau technique de la chirurgie vasculaire chinoise.

II. Phase de développement rapide

Comparée à la chirurgie vasculaire dans le monde, la chirurgie vasculaire en Chine a commencé tardivement. Depuis le milieu des années 1980, la chirurgie vasculaire indépendante a progressivement émergé. La chirurgie vasculaire chinoise est entrée dans une période de développement rapide. À partir du début des années 1990, la technologie endovasculaire avec la technologie mini-invasive comme concept important a prospéré. Nous appelons cela le deuxième changement révolutionnaire en chirurgie vasculaire. Grâce à ces technologies peu invasives, la chirurgie vasculaire dispose de plus de méthodes de traitement, couvre un domaine de maladies plus large, réduit le caractère invasif de l'ensemble de l'opération et améliore considérablement l'effet du traitement. Tout cela est dû aux progrès de la science et de la technologie. De nombreuses maladies qui étaient à l'origine une contre-indication sont désormais devenues une indication. La chirurgie vasculaire chinoise a rattrapé le rythme du deuxième changement révolutionnaire dans la discipline, la rendant proche, voire dépassant, le niveau de la chirurgie vasculaire des pays développés avancés dans les plus brefs délais. En tant que branche de la chirurgie, la chirurgie vasculaire chinoise a traversé plus de 30 ans depuis sa création et a connu le processus de repartir de zéro, du petit au grand et du faible au fort. Surtout au cours des 10 à 15 dernières années, alors que notre compréhension des maladies chirurgicales vasculaires a continué à s'approfondir, en particulier la technologie endovasculaire mini-invasive a apporté des opportunités révolutionnaires au développement de la chirurgie vasculaire, la chirurgie vasculaire est entrée dans une ère de développement rapide et est maintenant devenue une étoile montante dans le domaine médical et une véritable industrie en plein essor.

1. Amélioration de l'équipement et de la technologie médicale

Dans les années 1970, la technologie des ultrasons et de l'angiographie a été progressivement promue et appliquée en Chine. Au cours de cette période, des équipements de pointe ont été utilisés pour le diagnostic et les procédures chirurgicales des maladies vasculaires , et l'application de l'angiographie numérique par soustraction (DSA) a considérablement amélioré la précision de la chirurgie.

2. Éducation et formation des talents

Avec le développement de la chirurgie vasculaire, le système d'enseignement médical s'est progressivement amélioré et des formations en chirurgie vasculaire ont été ouvertes les unes après les autres. De nombreux jeunes médecins sont envoyés à l'étranger pour apprendre des technologies et des concepts avancés, ce qui réserve un grand nombre de talents au développement de la chirurgie vasculaire nationale.

3. Réalisations importantes

Le 6 juin 2019, la création de la branche des chirurgiens vasculaires de l'Association des médecins chinois, dirigée par le président Chen Zhong, signifie que le domaine de la chirurgie vasculaire en Chine évolue progressivement vers le professionnalisme, la science et la standardisation. Dans la deuxième étape, les médecins chinois ont réalisé un certain nombre d'opérations chirurgicales marquantes, et le succès de ces opérations a considérablement amélioré le statut international de la chirurgie vasculaire chinoise.

III. Le développement vigoureux de la chirurgie vasculaire dans la Chine contemporaine

À l'aube du 21e siècle, la chirurgie vasculaire en Chine a réalisé un développement rapide. À ce stade, l'application étendue de technologies de pointe et l'établissement d'un modèle de coopération multidisciplinaire ont placé la chirurgie vasculaire chinoise à l'avant-garde mondiale.

1.Innovation technologique

(1) L'essor de la thérapie interventionnelle : les techniques chirurgicales mini-invasives telles que l'angioplastie transluminale percutanée (PTA) et la réparation des anévrismes endoluminaux (EVAR) sont devenues populaires à travers le pays. Ces techniques réduisent considérablement le traumatisme chirurgical et le temps de récupération postopératoire.

(2) Traitement de précision guidé par l'image : l'application de la tomodensitométrie (TDM), de l'imagerie par résonance magnétique (IRM) et de la technologie d'imagerie tridimensionnelle en chirurgie vasculaire rend la planification chirurgicale plus précise et l'effet plus garanti.

2. Conseils par des experts renommés

Le développement de la chirurgie vasculaire en Chine est indissociable d'un groupe d'experts et d'universitaires exceptionnels. Non seulement ils ont obtenu des résultats exceptionnels dans la pratique clinique, mais ils ont également acquis une réputation pour la Chine sur la scène internationale.

(1) Académicien Wang Zhonghao : Le seul académicien de l'Académie chinoise des sciences dans le domaine de la chirurgie vasculaire en Chine. En tant que l'un des fondateurs de la chirurgie vasculaire en Chine , il pratique la médecine depuis plus de 60 ans et s'y consacre. vie à la création et au développement de la chirurgie vasculaire en Chine. Il a effectué de nombreuses recherches sur le syndrome de Budd -Chiari, l'épidémiologie, l'étiologie, la classification clinique, le diagnostic et le traitement ont exploré un ensemble de plans de traitement raisonnables et obtenu des résultats exceptionnels. Ils ont également formé un grand nombre de chirurgiens vasculaires exceptionnels et ont utilisé leurs expériences de vie pour contribuer à la cause de la chirurgie vasculaire en Chine.

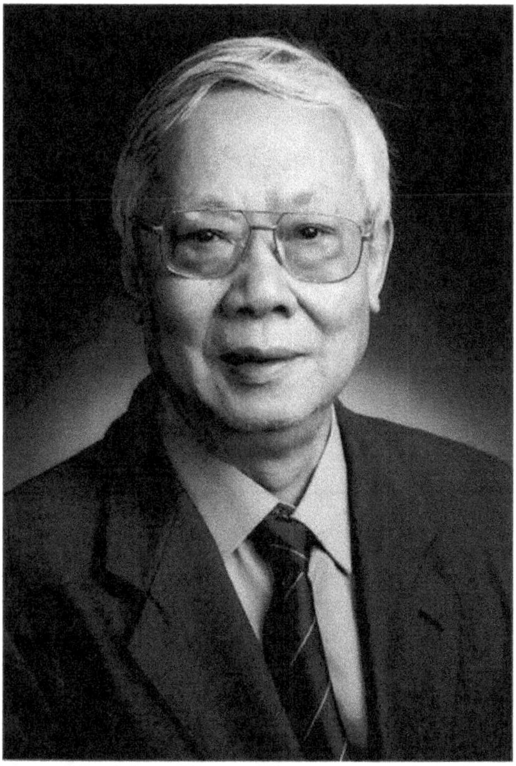

L'académicien Wang Zhonghao (1937-2023)

(2) Professeur Chen Zhong : Actuellement directeur de la chirurgie vasculaire à l'hôpital Anzhen de Pékin, il pratique la chirurgie vasculaire depuis plus de 30 ans et possède une vaste expérience dans le traitement mini-invasif ou chirurgical des maladies vasculaires complexes et dans les modèles de diagnostic et de traitement multidisciplinaires. . Tout en étant président de la branche des chirurgiens vasculaires de l'Association médicale chinoise, il est également chef du groupe de chirurgie vasculaire de la branche chirurgicale de l'Association médicale chinoise. Son équipe a réalisé plusieurs opérations difficiles et est devenue un spécialiste. Référence dans le domaine de la chirurgie vasculaire à l'échelle nationale. Au cours de sa carrière en chirurgie vasculaire, il n'a toujours ménagé aucun effort pour promouvoir la construction de la disciplinc, a consacré sa vie au développement de la chirurgie vasculaire en Chine et a grandement contribué au développement de la chirurgie vasculaire en Chine.

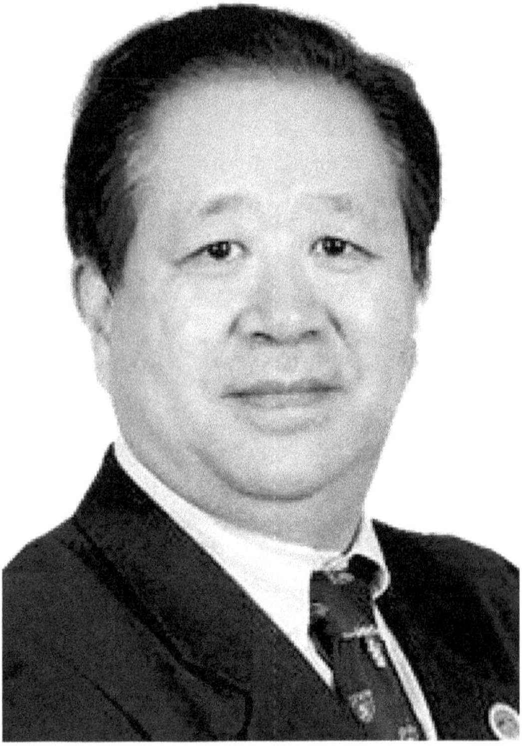

Professeur Chen Zhong (1961-présent)

3.Échanges académiques et internationaux

Les chirurgiens vasculaires chinois participent activement à des conférences internationales, partagent leurs expériences avec des collègues étrangers et apprennent des technologies de pointe. Par exemple, la conférence annuelle VEITH et le China Vascular Forum (CEC) offrent aux médecins chinois une plateforme pour présenter et apprendre. Comprenant des revues académiques liées à la chirurgie vasculaire au pays et à l'étranger, il offre des canaux de communication de haute qualité aux médecins et aux chercheurs scientifiques.

IV. Défis rencontrés et perspectives d'avenir

1. Développement régional déséquilibré : Dans les zones économiquement développées, la technologie de la chirurgie vasculaire a atteint le niveau international de pointe, mais dans les zones reculées, les ressources médicales sont relativement rares et la popularité de la chirurgie vasculaire est faible.

2. Traitement des maladies complexes : Avec le vieillissement de la population et l'incidence élevée des maladies chroniques, l'incidence des maladies vasculaires complexes augmente d'année en année. Cela impose des exigences plus élevées au niveau technique des médecins et à leurs capacités de coopération multidisciplinaire.

3. Combinaison de la recherche scientifique et de la pratique clinique : À l'avenir, la manière de transformer rapidement les résultats de la recherche scientifique fondamentale en applications cliniques deviendra la clé du développement de la chirurgie vasculaire.

L'histoire du développement de la chirurgie vasculaire en Chine montre le chemin glorieux depuis sa création jusqu'à son essor et constitue un chapitre important dans l'histoire de la médecine humaine. Depuis les premières tentatives au milieu du XXe siècle jusqu'à l'application généralisée de techniques modernes mini-invasives et de modèles de coopération multidisciplinaire, la chirurgie vasculaire chinoise a progressivement émergé sur la scène internationale. L'académicien Wang Zhonghao a jeté les bases de la discipline, tandis que des experts exceptionnels tels que le professeur Chen Zhong ont favorisé les progrès du traitement complexe des maladies vasculaires et de la technologie mini-invasive. Ils ont donné l'exemple pour le développement de la discipline. À l'heure actuelle, la technologie chinoise de chirurgie vasculaire a atteint le premier niveau mondial, mais elle reste confrontée aux défis d'un développement régional inégal et d'une demande croissante de diagnostic et de traitement de maladies complexes. À l'avenir, en renforçant davantage la formation des talents, l'innovation technologique et la coopération internationale, la chirurgie vasculaire chinoise devrait exercer une plus grande influence à l'échelle mondiale et fournir des services médicaux plus efficaces et de haute qualité aux patients du monde entier.

Références :

1. Toutes les condoléances profondément et souvenez-vous profondément de l'académicien Wang Zhonghao [J].

2. Wang Jing. Un pionnier qui se soucie des patients et favorise le développement de la chirurgie vasculaire - Professeur Chen Zhong du Département de chirurgie vasculaire de l'hôpital Anzhen de Pékin affilié à la Capital Medical University [J Journal of Capital Medical University, 2023, 44]. (01) : 175-179.

3. Zhang Baogen. La chirurgie vasculaire en développement – Revue et perspectives [J].

Chapitre 2

Diagnostic et portée du traitement de la chirurgie vasculaire

Chirurgie vasculaire Chirurgie) est une médecine spécialisée centrée sur le diagnostic et le traitement des maladies du système vasculaire, couvrant les maladies des artères, des veines et du système lymphatique (à l'exception du cœur et des vaisseaux sanguins intracrâniens). Ses principaux domaines comprennent le traitement chirurgical et interventionnel mini-invasif de l'athérosclérose oblitérante, des anévrismes, de la thromboembolie veineuse, des varices, du lymphœdème et d'autres maladies. Discipline ciblant la santé vasculaire des patients, la chirurgie vasculaire combine la chirurgie ouverte traditionnelle avec des techniques interventionnelles modernes, notamment dans le traitement endovasculaire, ce qui présente des avantages significatifs. Selon la Société internationale de chirurgie vasculaire (International Society of Vascular Surgery) Société pour Vasculaire Chirurgie (ISVS) , la mission principale de la chirurgie vasculaire est d'optimiser le taux de survie et la qualité de vie des patients atteints de maladies vasculaires grâce à des méthodes de diagnostic complètes (telles que l'échographie, le CTA, l'ARM, etc.) et des stratégies de traitement individualisées. Cette discipline met l'accent sur la collaboration avec plusieurs disciplines telles que la cardiologie, la chirurgie cardiaque, la radiologie et l'endocrinologie pour répondre aux besoins d'un diagnostic et d'un traitement complets des maladies vasculaires complexes. Les normes internationales en matière de chirurgie vasculaire favorisent également le progrès technologique grâce à la recherche scientifique et à l'éducation afin de fournir des services médicaux de haute qualité aux patients du monde entier. Dans le diagnostic et le traitement de la chirurgie vasculaire, une classification précise des maladies vasculaires est la condition préalable à un traitement individualisé, et la collaboration avec d'autres services est une garantie importante pour améliorer l'efficacité du diagnostic et du traitement. Grâce à un modèle de coopération multidisciplinaire, la chirurgie vasculaire joue un rôle clé dans tout le cycle de diagnostic et de traitement de la maladie, fournissant ainsi une base solide pour une gestion réussie des cas complexes. Dans l'avenir, la chirurgie vasculaire continuera d'adhérer au concept de combinaison de l'innovation technologique et des humanités médicales pour apporter davantage de bénéfices aux patients tout en favorisant le progrès continu de la science médicale.

SECTION 1 CLASSIFICATION DES MALADIES VASCULAIRES

Les maladies vasculaires constituent un domaine de recherche et de traitement important dans la médecine moderne, et l'amélioration de son système de classification revêt une grande importance pour le diagnostic et le traitement des maladies. De l'analyse des structures anatomiques aux mécanismes physiopathologiques, les maladies vasculaires sont subdivisées en plusieurs domaines pour permettre de cibler des mesures d'intervention plus précises sur différentes causes et processus pathologiques. Les trois composants majeurs que sont les artères, les veines et le système lymphatique constituent le cœur du diagnostic et du traitement de la chirurgie vasculaire. L'importance de la classification réside non seulement dans la mise en place d'un système universitaire, mais également dans la fourniture d'une base scientifique au traitement clinique. Une classification précise des maladies peut aider les médecins à mieux identifier les caractéristiques de la progression de la maladie et à formuler le meilleur plan de traitement. Cette méthode de classification est particulièrement importante dans le contexte du modèle de diagnostic et de traitement multidisciplinaire de plus en plus populaire.

Les maladies artérielles font l'objet de recherches en chirurgie vasculaire, notamment l'artériosclérose oblitérante, les anévrismes, les dissections artérielles et d'autres maladies, qui nécessitent souvent un diagnostic par imagerie de haute précision et des stratégies de traitement individualisées. Les maladies veineuses couvrent des problèmes courants allant des varices des membres inférieurs à la thrombose veineuse profonde, tandis que les maladies du système lymphatique se concentrent sur des affections plus spécifiques comme le lymphœdème. Une compréhension approfondie de la classification des maladies vasculaires peut non seulement favoriser le développement de la chirurgie vasculaire, mais également constituer une référence importante pour le diagnostic et le traitement des cas complexes.

I. Maladie artérielle

La maladie artérielle est le type de maladie le plus complexe et le plus courant du système vasculaire, avec des causes diverses, une évolution complexe et des dommages graves. La fonction principale du système artériel est de transporter le sang riche en oxygène dans tout le corps, de sorte que l'impact des maladies artérielles sur la santé humaine est souvent systémique et répandu. Les principaux types et caractéristiques de diagnostic et de traitement des maladies artérielles seront discutés en détail ci-dessous.

1. Maladies artérioscléreuses

L'artériosclérose est l'une des maladies artérielles les plus courantes. Ses principales caractéristiques sont l'épaississement, le durcissement et la perte d'élasticité de la paroi artérielle, entraînant un rétrécissement ou une occlusion de la lumière des vaisseaux sanguins, affectant finalement l'apport sanguin. L'athérosclérose coronarienne est la principale cause d'infarctus du myocarde, tandis que la maladie artérielle oblitérante périphérique (MAP) peut provoquer des douleurs ischémiques dans les membres inférieurs, une claudication intermittente et même une gangrène des membres. Les options de traitement comprennent des médicaments pour contrôler les lipides sanguins tels que les statines et une intervention chirurgicale telle qu'un pontage artériel ou l'implantation d'un stent intraluminal. Ces dernières années, la thérapie interventionnelle endovasculaire est devenue une méthode courante pour le traitement des maladies athéroscléreuses en raison de son faible traumatisme et de sa récupération rapide.

Classification TASC II : classification des lésions liées à la maladie artérielle périphérique (MAP)

Tableau 1 : Classification des lésions de l'artère aorto-iliaque TASC II

Niveau	Décrire
Type A	Lésion sténosée unique, ≤ 4 cm de longueur, située dans l'artère iliaque commune ou l'artère iliaque externe - Sténose unilatérale de l'artère iliaque interne
Type B	Lésion sténosée unique, de 4 à 10 cm de longueur, n'impliquant pas l'origine de l'artère iliaque interne, lésions sténosantes ou occlusives uniques ou multiples, la longueur totale de l'artère iliaque externe est inférieure à 3 cm, sténose modérée de l'iliaque commun bilatérale artères
Type C	Occlusion bilatérale de l'artère iliaque commune, lésions sténosées ou occlusives simples ou multiples, la longueur totale de l'artère iliaque externe est supérieure à 3 cm, occlusion unilatérale de l'artère iliaque commune - occlusion de l'origine de l'artère iliaque interne
Type D	Maladie étendue impliquant l'aorte et les artères iliaques bilatérales nécessitant un traitement, occlusion bilatérale de l'artère iliaque commune, sténose multiple de l'artère iliaque externe, de plus de 10 cm de longueur.

Tableau 2 : Classification des lésions de l'artère fémoro-poplitée TASC II

Niveau	Décrire
Type A	Lésion sténosée unique, longueur ≤5 cm
Type B	Lésion sténosée ou occlusive unique, de 5 à 15 cm de longueur, n'impliquant pas l'artère poplitée sous le genou, lésions sténosées sévèrement calcifiées, d'une longueur totale inférieure à 5 cm, lésions multiples, chaque sténose ou longueur d'occlusion est inférieure à 5 cm.
Type C	Lésions sténosées ou occlusives multiples d'une longueur totale supérieure à 15 cm, éventuellement accompagnées de calcifications sévères, et de sténoses ou occlusions récurrentes nécessitant un traitement après deux interventions
Type D	Occlusion totale chronique de l'artère fémorale commune ou de l'artère fémorale superficielle, occlusion totale chronique de l'artère supra poplitée

Illustration :

(1) Objectif de la classification des lésions : la classification TASC II fournit des conseils pour les stratégies de traitement de l'AOMI. Le traitement endovasculaire convient aux lésions de type A, tandis que la chirurgie est recommandée pour les lésions de type D.

(2) Importance clinique : cette notation couvre la longueur, la complexité et le degré de calcification des lésions, aidant ainsi les chirurgiens vasculaires à prendre des décisions pour optimiser les résultats pour les patients.

(3) Mise à jour des lignes directrices : les dernières lignes directrices ou la littérature doivent être consultées régulièrement pour garantir l'exactitude des normes de notation.

Tableau 3 : Stadification de l'ischémie des membres inférieurs (Stade de Fontaine)

Tranche	Décrire
Phase I	Une sténose ou une occlusion artérielle périphérique asymptomatique n'est détectée que lors d'un examen physique ou d'un examen d'imagerie.
Phase IIa	Claudication intermittente, distance de marche supérieure à 200 mètres, pas de limitations fonctionnelles évidentes
Phase IIb	Claudication intermittente, distance de marche inférieure à 200 mètres, limitation des activités quotidiennes
Phase III	La douleur au repos, souvent aggravée la nuit, nécessite un affaissement du membre affecté pour soulager les symptômes
Stade IV	Une ulcération ischémique des tissus, une gangrène ou une nécrose des tissus périphériques se produit

Illustration :

(1) Objectif de la classification des lésions : la stadification de Fontaine fournit des conseils pour les stratégies de traitement de l'AOMI. Le premier se concentre sur la localisation et la complexité des lésions, tandis que le second met l'accent sur la classification des symptômes cliniques.

(2) Importance clinique : le stade de Fontaine aide principalement les médecins à évaluer le degré d'ischémie des patients et à formuler des plans de traitement conservateur ou chirurgical.

(3) Mises à jour des lignes directrices : veuillez consulter régulièrement les dernières lignes directrices en matière de chirurgie vasculaire pour garantir la nature scientifique du diagnostic et des plans de traitement.

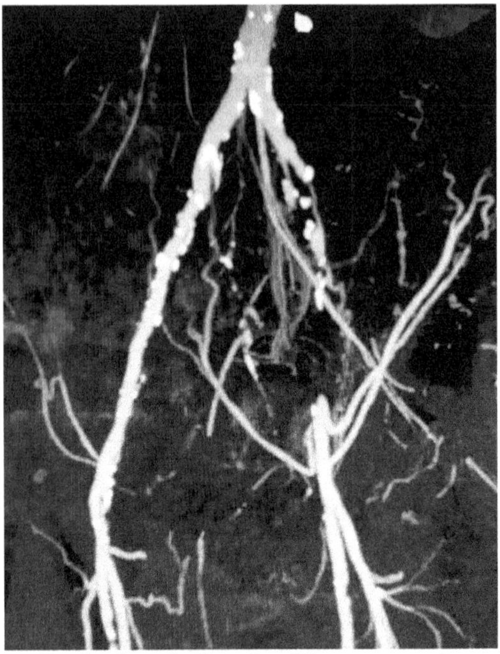

Occlusion de l'artère iliaque gauche

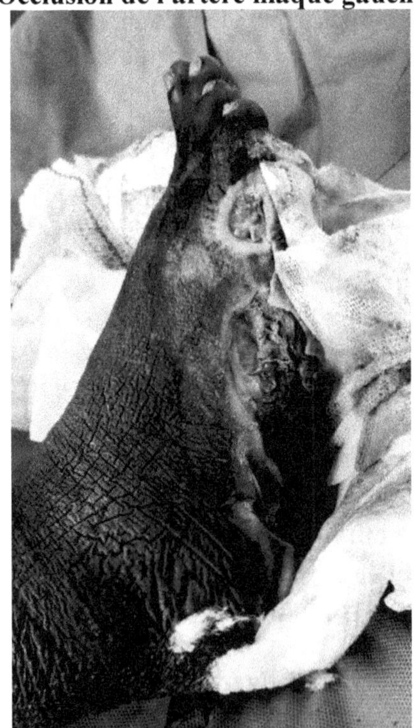

Gangrène du pied diabétique

2. Anévrisme

Les anévrismes sont des dilatations anormales causées par une faiblesse ou des lésions de la paroi artérielle et sont fréquents dans l'aorte abdominale et les artères périphériques. Les anévrismes présentent un risque de rupture plus élevé, surtout si leur diamètre dépasse une certaine plage, ce qui peut entraîner une hémorragie mortelle. Cliniquement, la prise en charge des anévrismes comprend une imagerie et une intervention chirurgicale régulières. La réparation endovasculaire (EVAR) est devenue une méthode standard pour traiter les anévrismes de l'aorte abdominale en implantant un stent dans la lumière de l'artère pour prévenir la rupture de l'anévrisme.

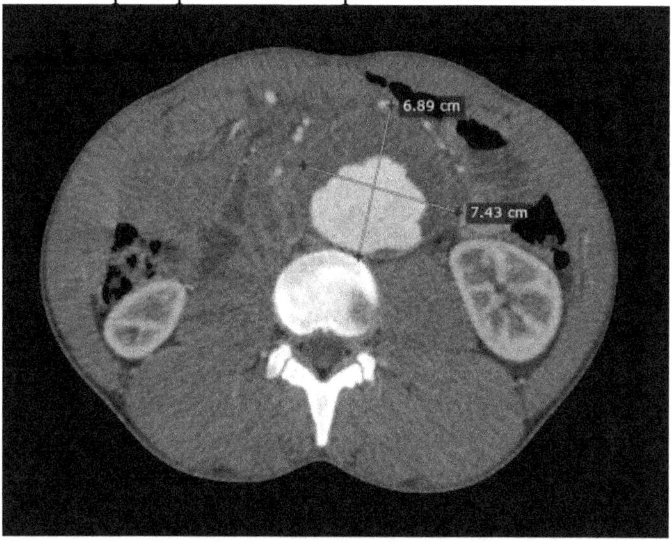

Imagerie tomodensitométrique de l'anévrisme de l'aorte abdominale

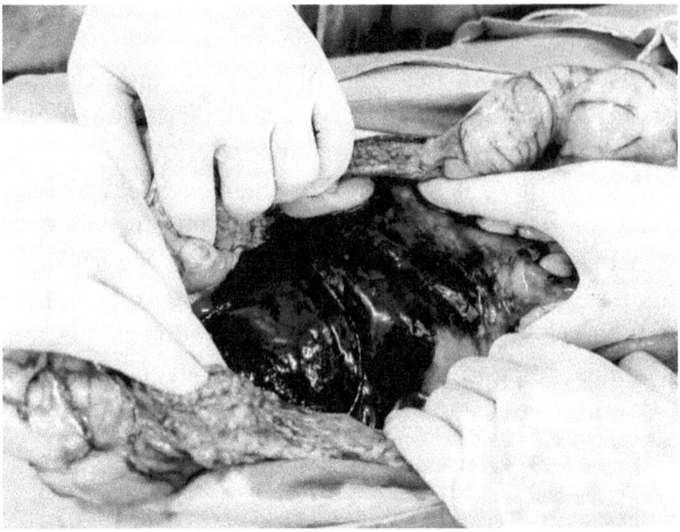

Remarque : Photos peropératoires d'un hématome rétropéritonéal provoqué par une rupture d'anévrisme de l'aorte abdominale

3. Dissection artérielle

La dissection artérielle est provoquée par une déchirure de l'intima d'une artère, permettant au sang de pénétrer dans la fausse lumière formée par la paroi du vaisseau sanguin. Elle est fréquente dans l'aorte. Les principaux symptômes de la dissection aortique comprennent des douleurs thoraciques et abdominales soudaines et sévères, qui peuvent rapidement conduire à un choc, voire à la mort dans les cas graves. En termes de traitement, en fonction de la localisation et de l'étendue de la dissection, un traitement conservateur médicamenteux, une chirurgie ouverte ou une réparation endovasculaire est sélectionné. À l'heure actuelle, la technologie du traitement endovasculaire a considérablement amélioré le taux de survie des patients.

Tableau 4 : Classification des dissections aortiques

Classement de Stanford

Type	Décrire
Type A	La maladie touche l'aorte ascendante, qu'elle touche d'autres parties du corps ou non.
Type B	La lésion concerne uniquement l'aorte descendante et non l'aorte ascendante.

Classement DeBakey

Type	Décrire

Type I	La lésion provient de l'aorte ascendante et touche la crosse aortique et l'aorte descendante.
Type II	Lésion limitée à l'aorte ascendante
Type III	La lésion provient de l'aorte descendante et s'étend distalement

Illustration :

(1) Objectif de la classification de dissection aortique : les classifications de Stanford et DeBakey sont utilisées respectivement pour guider le traitement clinique et déterminer le pronostic.

(2) Mises à jour des lignes directrices : veuillez vérifier régulièrement la littérature et les lignes directrices les plus récentes pour garantir l'exactitude de la classification et du diagnostic.

4. Autres maladies artérielles

Par exemple, la thromboangéite oblitérante (maladie de Buerger) et l'artérite de Takayasu (artérite de Takayasu) ont un faible taux d'incidence, mais en raison de l'évolution complexe de leur maladie et de la difficulté de diagnostic et de traitement, elles ont également reçu une large attention de la part des chirurgiens vasculaires. Ces maladies nécessitent souvent une prise en charge globale associant médicaments, chirurgie et immunothérapie.

En résumé, la maladie artérielle est un domaine important de la chirurgie vasculaire, et son diagnostic et son traitement reposent sur une technologie d'imagerie avancée et une coopération multidisciplinaire. Avec le développement rapide de la technologie endovasculaire, le traitement des maladies artérielles est entré dans une nouvelle ère de précision et d'individualisation, offrant aux patients plus d'espoir et de choix.

II. Maladies veineuses

Les maladies veineuses constituent une part importante de la chirurgie vasculaire. Leurs causes sont complexes et leurs manifestations cliniques sont diverses, couvrant diverses pathologies allant des veines superficielles aux veines profondes. Les maladies veineuses peuvent être divisées dans les catégories principales suivantes en fonction des différentes caractéristiques de la maladie :

1. Varices des membres inférieurs

Les varices des membres inférieurs sont l'une des maladies les plus courantes du système veineux. Elles sont principalement causées par une insuffisance valvulaire veineuse entraînant un reflux sanguin, provoquant une dilatation et des tortueuses des veines superficielles. Les facteurs de risque de cette maladie comprennent la génétique, la station debout prolongée, l'obésité, la grossesse, etc. Les principales manifestations cliniques sont la dilatation, la lourdeur, la douleur et l'œdème des veines superficielles des membres inférieurs. Dans les cas graves, une pigmentation cutanée et des ulcères veineux peuvent être observés se produire. Les méthodes de traitement comprennent le traitement conservateur et le traitement chirurgical. Les principaux moyens de traitement conservateur sont les bas élastiques et l'élévation du membre affecté. Les méthodes de traitement modernes comprennent principalement des techniques interventionnelles mini-invasives, telles que l'ablation par radiofréquence, la fermeture au laser et l'injection de sclérothérapie. Ces techniques sont moins invasives et plus rapides à récupérer, et sont devenues le premier choix pour le traitement des varices des membres inférieurs.

Tableau 1 : Classement CEAP

Catégorie	Classement	Décrire
Grade clinique (C)	C0	Aucun signe visible ou palpable de maladie veineuse
	C1	Télangiectasie, veines réticulaires (diamètre < 3 mm)
	C2	Varices (diamètre ≥ 3 mm)
	C3	Œdème veineux
	C4a	Hyperpigmentation ou eczéma
	C4b	Lésions cutanées ou liposcléreuses
	C5	Ulcère veineux guéri
	C6	Ulcère veineux actif
Grade étiologique (E)	Ec	Congénital
	Ep	Primaire
	En	Secondaire (secondaire à une thrombose veineuse profonde ou à une blessure)
	Fr	Cause inconnue
Grade anatomique (A)	As	Veine superficielle
	Ad	Veine profonde
	Ap	Veine perforante
	An	Localisation anatomique inconnue
Grade pathologique (P)	Pr	Reflux
	Po	Bloc
	Pro,o	Reflux et obstruction
	Pn	Mécanisme pathologique inconnu

Illustration :

1. **Objectif du classement des lésions** : Le classement CEAP est un système de classification standardisé pour les maladies veineuses chroniques (MCV) qui aide les médecins à déterminer la gravité de la maladie et les options de traitement.
2. **Mises à jour des lignes directrices** : veuillez consulter régulièrement la littérature et les lignes directrices les plus récentes pour garantir l'exactitude du classement et du diagnostic.

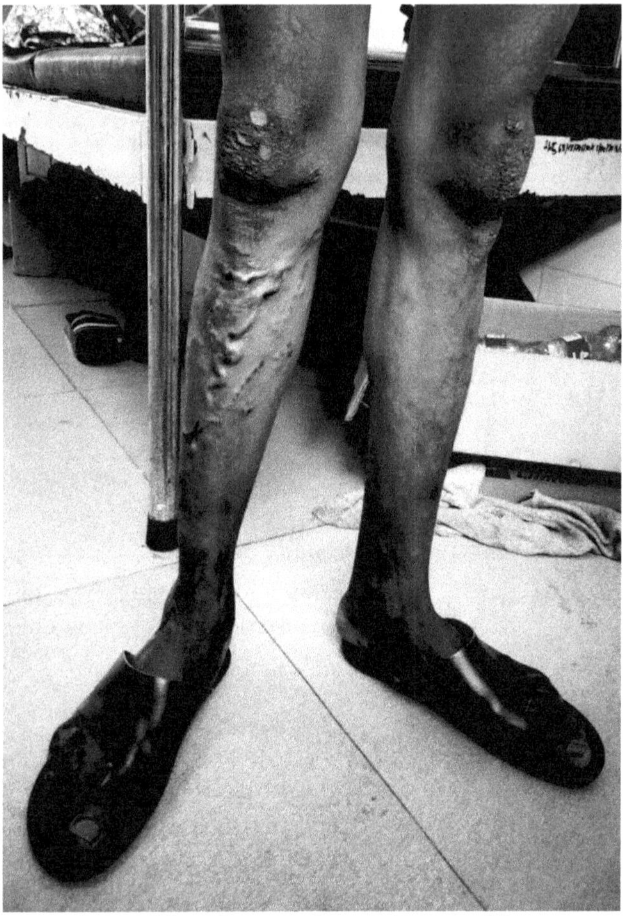

Apparition de grandes varices saphènes

2. Thrombose veineuse profonde (TVP)

La thrombose veineuse profonde désigne la formation de caillots sanguins dans les veines profondes, principalement au niveau des veines des membres inférieurs. La cause peut être attribuée à trois facteurs principaux : la stase sanguine, l'hypercoagulabilité sanguine et les lésions de la paroi veineuse, à savoir la triade de Virchow. La TVP est fréquente lors d'un alitement prolongé, d'une période de récupération après une intervention chirurgicale, chez les patients atteints de tumeurs malignes et chez les femmes enceintes. Les principaux symptômes comprennent un gonflement du membre affecté, une douleur et une augmentation de la température cutanée. Dans les cas graves, elle peut entraîner une atteinte pulmonaire embolie, qui met la vie en danger. Les méthodes de diagnostic comprennent l'échographie et le test des D-dimères. Le traitement repose principalement sur un traitement anticoagulant, utilisant de l'héparine de bas poids moléculaire ou des médicaments anticoagulants oraux. Pour certains patients à haut risque, l'implantation d'un filtre dans la veine cave peut être choisie pour prévenir l'embolie pulmonaire. Ces dernières années, des technologies telles que la thrombectomie mécanique et la thrombolyse par cathéter ont également fourni de nouvelles options pour le traitement de la TVP.

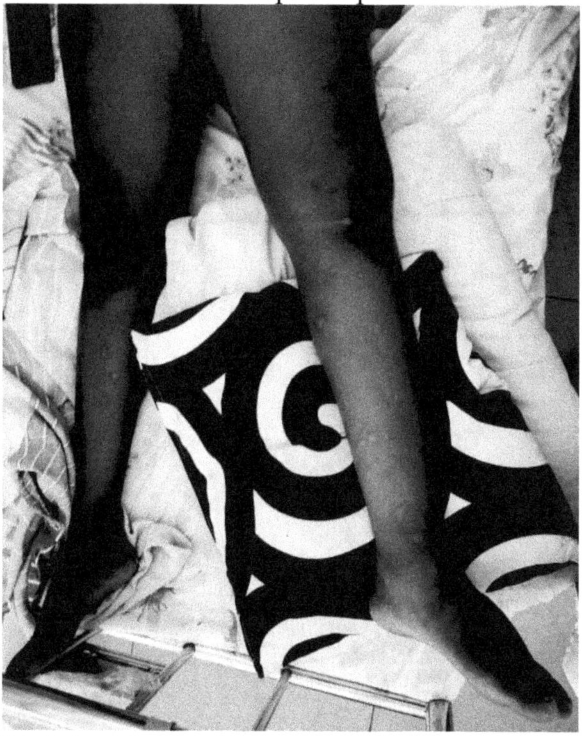

Image DSA de la mise en place du filtre de la veine cave inférieure

3. Insuffisance veineuse chronique (IVC)

L'insuffisance veineuse chronique est causée par une lésion des valvules veineuses ou une obstruction veineuse, qui bloque le retour du sang, conduisant à une hypertension veineuse chronique. Les manifestations cliniques de l'IVC comprennent l'œdème des membres inférieurs, la pigmentation, l'eczéma, la sclérose cutanée et les ulcères veineux. Les ulcères veineux sont les manifestations les plus graves de l'IVC et ont un impact sérieux sur la qualité de vie des patients. Le principe du traitement de l'IVC est d'améliorer le retour veineux et de réduire la pression veineuse. Ceux-ci incluent des traitements conservateurs tels que le port de bas élastiques, la thérapie par pression pneumatique intermittente et des traitements chirurgicaux tels que le stripping veineux et la thérapie au laser intracavitaire. De plus, les soins topiques des ulcères veineux constituent une partie importante du traitement.

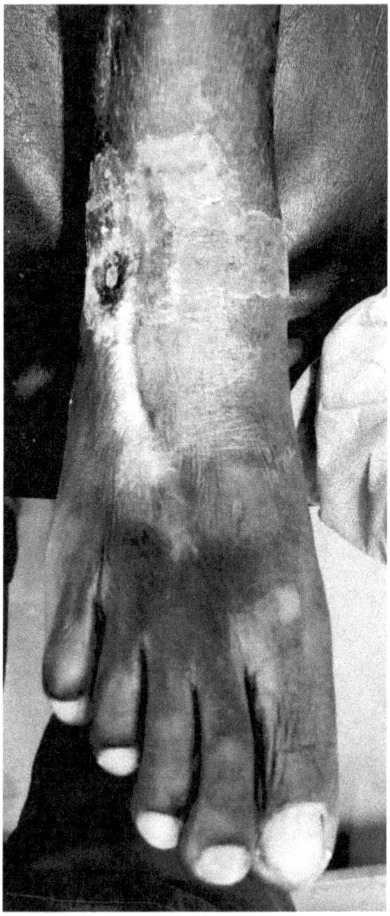

Ulcères des membres inférieurs causés par une insuffisance veineuse chronique

4.Malformations veineuses

Les malformations veineuses sont des anomalies congénitales du développement vasculaire qui se manifestent souvent par une dilatation veineuse locale et des lésions angiomateuses, et certains patients s'accompagnent de douleurs, d'enflures et de dysfonctionnements. Le diagnostic repose principalement sur les examens d'imagerie, notamment l'échographie, l'IRM et la phlébographie. Le principe du traitement est de sélectionner un plan individualisé en fonction de la nature et de l'étendue de la lésion. La sclérothérapie interventionnelle, la thérapie au laser et la résection chirurgicale sont des traitements couramment utilisés.

5. Thromboembolie veineuse (TEV)

La thromboembolie veineuse, incluant la thrombose veineuse profonde et l'embolie pulmonaire, est une maladie thrombotique grave. La prévention de la TEV est cruciale, surtout après une intervention chirurgicale et chez les patients alités. Le traitement comprend une anticoagulation, un traitement thrombolytique et une intervention chirurgicale.

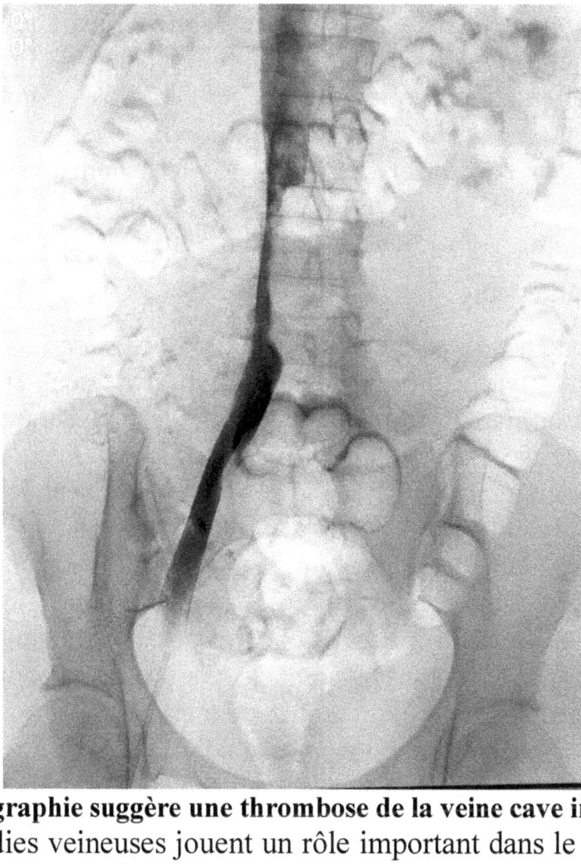

L'angiographie suggère une thrombose de la veine cave inférieure

Les maladies veineuses jouent un rôle important dans le diagnostic et le traitement de la chirurgie vasculaire, couvrant de nombreux aspects allant des varices à la thrombose veineuse profonde. Avec le développement de technologies mini-invasives et l’approfondissement de la collaboration multidisciplinaire, le niveau de diagnostic et de traitement des maladies veineuses continue de s'améliorer, offrant aux patients un meilleur pronostic et une meilleure qualité de vie.

III. Maladies du système lymphatique

Les maladies du système lymphatique dans le domaine de la chirurgie vasculaire concernent principalement les vaisseaux lymphatiques, les ganglions lymphatiques et les problèmes de retour lymphatique liés aux vaisseaux sanguins. Le système lymphatique et le système vasculaire sont étroitement liés et participent conjointement au transport des fluides corporels, à la défense immunitaire et à l'élimination des déchets. En raison de leur structure anatomique et de leurs fonctions particulières, les maladies du système lymphatique sont souvent étroitement liées à des processus pathologiques tels que des affections chirurgicales vasculaires telles que la thrombose, une mauvaise circulation sanguine et une rétention d'eau. Par conséquent, les maladies du système lymphatique sont devenues une direction importante de recherche et de traitement dans le domaine de la chirurgie vasculaire.

1. Lymphœdème

Le lymphœdème est l'une des maladies du système lymphatique les plus courantes en chirurgie vasculaire. Habituellement, en raison d'une obstruction du retour lymphatique, le liquide lymphatique s'accumule dans l'espace tissulaire, ce qui provoque un gonflement des membres. Les causes courantes de lymphœdème comprennent les lésions des vaisseaux lymphatiques, l'ablation chirurgicale des ganglions lymphatiques, la lymphangite causée par une infection, etc. Ce type de maladie est fréquent chez les patientes après une chirurgie du cancer du sein, une chirurgie du cancer pelvien et une obstruction lymphatique des membres inférieurs. Du point de vue du traitement, la prise en charge du lymphœdème comprend généralement une thérapie physique, une thérapie par compression, des médicaments et une intervention chirurgicale. Ces dernières années, des techniques chirurgicales mini-invasives, telles que l'anastomose lymphatique, ont permis de soulager efficacement les symptômes en rétablissant le drainage lymphatique. Pour certains patients, le lymphœdème peut évoluer vers une maladie chronique, entraînant des complications telles qu'un durcissement de la peau et une infection. Un diagnostic et une intervention précoces sont donc particulièrement importants.

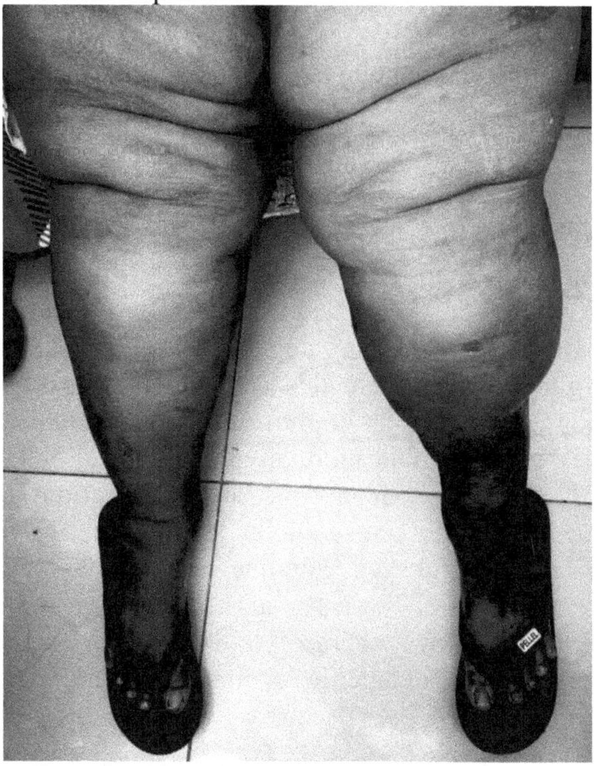

Lymphœdème des deux membres inférieurs

2. Lymphangiome

Le lymphangiome est une lésion lymphangiogénique bénigne rare qui survient généralement pendant l'enfance mais peut également survenir chez l'adulte. Elle est causée par un développement anormal ou une dilatation des vaisseaux lymphatiques. Les manifestations cliniques sont des bosses molles palpables sous la peau. Il n'y a généralement pas de symptômes évidents. Cependant, à mesure que les lésions se développent, elles peuvent comprimer les tissus environnants, entraînant un œdème local, des douleurs et d'autres symptômes. Les méthodes chirurgicales vasculaires pour traiter le lymphangiome comprennent la résection chirurgicale et le traitement mini-invasif. Pour les lésions plus petites, la thérapie au laser et la thérapie par radiofréquence peuvent être utilisées comme traitements d'appoint. Les lymphangiomes sont sujets à la récidive, c'est pourquoi un suivi à long terme est souvent nécessaire après un traitement chirurgical, en particulier les lymphangiomes du cou, des membres et d'autres parties du corps ont un taux de récidive plus élevé après la chirurgie.

3. Lymphangiectasie primaire

La lymphangiectasie primaire, également connue sous le nom de lymphangiectasie, est une maladie causée par un développement congénital anormal des vaisseaux lymphatiques, caractérisé par une dilatation des vaisseaux lymphatiques, entraînant une rétention d'eau locale et un gonflement des membres. Les symptômes commencent généralement pendant l'enfance ou l'adolescence et s'aggravent avec l'âge, en particulier sur la peau des membres inférieurs et supérieurs, comme un gonflement évident, des ulcères cutanés et une susceptibilité aux infections. Le traitement implique principalement une intervention chirurgicale visant à rétablir un flux lymphatique normal en retirant les vaisseaux lymphatiques dilatés ou en reconstruisant les vaisseaux lymphatiques. Ces dernières années, l'anastomose lymphatique a obtenu de bons résultats en tant que méthode de traitement mini-invasive. Pour certains patients qui ne peuvent pas être traités chirurgicalement, la physiothérapie, la thérapie par compression et les médicaments peuvent soulager les symptômes et réduire l'enflure.

4. Lymphangite

Désigne une inflammation aiguë ou chronique des vaisseaux lymphatiques, généralement provoquée par une infection à Streptococcus ou Staphylococcus aureus. La source de l'infection pénètre souvent dans l'organisme par des plaies cutanées ou des ulcères, provoquant une réaction inflammatoire dans les vaisseaux lymphatiques locaux, souvent accompagnée de symptômes tels qu'un gonflement, une rougeur et une douleur. La lymphangite est fréquente en chirurgie vasculaire, en particulier chez les patients présentant une faible immunité ou des maladies sous-jacentes telles que le diabète et le lymphœdème. Dans les cas graves, l'infection peut se propager dans tout le corps, provoquant des symptômes systémiques tels qu'une forte fièvre, des frissons et un gonflement des ganglions lymphatiques. Si elle n'est pas traitée rapidement, des complications telles qu'un abcès et une septicémie peuvent survenir. L'objectif principal est le contrôle des infections. Un traitement antibiotique est généralement utilisé, le médicament approprié étant choisi en fonction de l'état spécifique du patient. Pour les patients en phase aiguë, une compresse thermique locale, du repos et une élévation du membre affecté peuvent soulager efficacement les symptômes. Dans certains cas, si un abcès se développe ou si l'infection se propage, une intervention chirurgicale peut être nécessaire pour drainer le pus ou éliminer la source de l'infection. De plus, les mesures préventives, telles que le traitement rapide des plaies, la prévention de l'invasion bactérienne, le renforcement de l'immunité, etc., jouent un rôle important dans la réduction de l'apparition de lymphangite.

Le diagnostic et le traitement des maladies du système lymphatique dans le domaine de la chirurgie vasculaire sont confrontés à de multiples défis. Des maladies telles que le lymphœdème, le lymphangiome et la lymphangiectasie primaire affectent directement la qualité de vie des patients et sont étroitement liées au reflux vasculaire. Avec le développement de techniques mini-invasives, notamment l'application de méthodes chirurgicales émergentes telles que l'anastomose lymphatique, les effets du traitement se sont améliorés. Cependant, la complexité de ces maladies nécessite toujours que les chirurgiens vasculaires disposent de capacités complètes de diagnostic et de traitement et qu'ils envisagent de manière globale plusieurs méthodes telles que la chirurgie, les médicaments et la physiothérapie pour aider les patients à retrouver des fonctions vitales normales. À l'avenir, à mesure que la recherche sur la chirurgie vasculaire et les maladies du système lymphatique continue de s'approfondir, le traitement personnalisé et la médecine de précision deviendront des orientations importantes dans le traitement de ces maladies.

SECTION 2 COLLABORATION ENTRE LA CHIRURGIE VASCULAIRE ET LES AUTRES SERVICES

La chirurgie vasculaire, en tant que spécialité impliquée dans le diagnostic et le traitement des maladies vasculaires, nécessite souvent une collaboration étroite avec d'autres services, notamment lorsqu'il s'agit de cas complexes. Les maladies vasculaires sont étroitement liées à divers systèmes du corps, en particulier les maladies cardiovasculaires, le système nerveux, le système endocrinien et d'autres départements se croisent. Par conséquent, la collaboration entre les chirurgiens vasculaires et d'autres services est cruciale pour améliorer les soins et le pronostic des patients. Plusieurs domaines majeurs de collaboration entre la chirurgie vasculaire et d'autres départements sont abordés en détail ci-dessous.

I. Collaboration entre chirurgie vasculaire et chirurgie cardiaque

La collaboration entre la chirurgie vasculaire et la cardiologie est particulièrement importante dans le diagnostic et le traitement des maladies cardiovasculaires. Les maladies cardiovasculaires, telles que les maladies coronariennes, l'insuffisance cardiaque et les maladies aortiques, s'accompagnent souvent de maladies vasculaires périphériques, en particulier chez les patients présentant des facteurs de risque élevés tels que le diabète et l'hypertension. La collaboration entre chirurgiens vasculaires et cardiologues permet d'établir un diagnostic et un plan de traitement complets. Par exemple, pour les patients atteints d'une maladie coronarienne, le service de cardiologie peut d'abord effectuer une intervention coronarienne ou un pontage aorto-coronarien, puis le service de chirurgie vasculaire peut effectuer un traitement vasculaire périphérique. L'étroite coopération entre les deux services peut garantir que la fonction cardiovasculaire du patient avant, pendant et après l'intervention chirurgicale est pleinement garantie et que le risque de complications postopératoires peut être réduit. De plus, les maladies vasculaires périphériques sont souvent présentes chez les patients atteints de maladie coronarienne. La coopération entre la chirurgie vasculaire et la cardiologie peut résoudre conjointement ces problèmes, tels que l'amélioration de l'hémodynamique, la réduction de la charge cardiaque et la réduction du risque de maladie coronarienne grâce à la chirurgie de reconstruction vasculaire et à la thérapie médicamenteuse, les maladies vasculaires périphériques améliorent la tolérance chirurgicale des maladies vasculaires périphériques après résolution de la maladie coronarienne, améliorant ainsi la qualité de vie du patient.

II. Collaboration entre chirurgie vasculaire et neurochirurgie

La collaboration entre la chirurgie vasculaire et la neurologie revêt une grande importance dans le traitement des maladies cérébrovasculaires, en particulier dans le diagnostic et le traitement des maladies cérébrovasculaires telles que l'infarctus cérébral, l'hémorragie cérébrale et l'anévrisme. Les maladies cérébrovasculaires sont souvent causées par des problèmes vasculaires périphériques, tels que la sténose de l'artère carotide, l'athérosclérose, etc., et ces problèmes affectent directement l'apport sanguin au cerveau du patient, entraînant de graves déficits neurologiques. Lorsqu'ils traitent une maladie ischémique cérébrale causée par une sténose carotidienne, les chirurgiens vasculaires rétablissent le flux sanguin par endartériectomie carotidienne ou implantation de stent, tandis que les neurologues évaluent la fonction neurologique du patient, effectuent un examen d'imagerie cérébrale préopératoire et postopératoire ultérieur et un traitement de rééducation neurologique. Grâce à l'étroite coopération entre la neurologie et la chirurgie vasculaire, les patients peuvent bénéficier d'une récupération optimale de leurs fonctions neurologiques tout en recevant un traitement chirurgical.

III. Collaboration entre chirurgie vasculaire et endocrinologie

La collaboration entre la chirurgie vasculaire et l'endocrinologie se reflète principalement dans le traitement des lésions vasculaires chez les patients diabétiques. En tant que maladie chronique courante, le diabète peut entraîner une série de complications vasculaires, notamment une maladie artérielle périphérique, le pied diabétique, l'artériosclérose, etc. Ces lésions affectent gravement la circulation sanguine du patient et augmentent le risque d'ischémie, de nécrose et d'amputation des membres inférieurs. Dans les maladies artérielles périphériques causées par le diabète, les chirurgiens vasculaires effectuent souvent des procédures de reconstruction vasculaire telles qu'un pontage, une angioplastie ou une thérapie interventionnelle. Les endocrinologues sont responsables du contrôle du diabète, de la régulation du taux de sucre dans le sang grâce à un traitement médicamenteux et de la réduction des dommages aux vaisseaux sanguins causés par l'hyperglycémie. De plus, le Département d'endocrinologie est chargé d'évaluer les complications liées au diabète chez les patients afin de garantir que le diabète est correctement géré et contrôlé lorsque les patients subissent une chirurgie vasculaire. Le service d'endocrinologie est responsable du contrôle de la glycémie et de la réduction de l'apparition d'infections, tandis que le service de chirurgie vasculaire est chargé de résoudre le problème d'approvisionnement en sang des membres inférieurs et d'éviter l'amputation des patients pour cause d'ischémie. Lors du traitement du pied diabétique, une coopération étroite entre la médecine et la chirurgie peut améliorer considérablement le taux de guérison et la qualité de vie du patient.

IV. Collaboration entre chirurgie vasculaire et service d'hypertension ou service de néphrologie

La coopération entre la chirurgie vasculaire et la néphrologie est particulièrement importante dans le traitement de la sténose de l'artère rénale. La sténose de l'artère rénale est l'une des causes fréquentes d'hypertension secondaire et d'insuffisance rénale. Elle est fréquemment observée dans les lésions de l'artère rénale causées par l'athérosclérose ou l'inflammation artérielle. La maladie se manifeste généralement par une hypertension réfractaire, une détérioration progressive de la fonction rénale ou une lésion rénale aiguë. Durant le processus de traitement, la chirurgie vasculaire et la néphrologie travaillent en étroite collaboration. Les néphrologues sont responsables de la surveillance et de la gestion de l'hypertension et de la fonction rénale, ainsi que de l'optimisation du traitement médicamenteux, comme l'utilisation d'inhibiteurs de l'ECA, d'antagonistes des récepteurs de l'angiotensine, etc., pour contrôler la pression artérielle et retarder la progression des lésions rénales. Les chirurgiens vasculaires utilisent des traitements interventionnels, tels que l'implantation d'un stent dans l'artère rénale ou l'angioplastie, pour améliorer directement le flux sanguin de l'artère rénale et restaurer la perfusion rénale. Le traitement combiné des deux disciplines peut soulager efficacement l'hypertension, retarder ou inverser les lésions rénales et améliorer la qualité de vie et le taux de survie des patients.

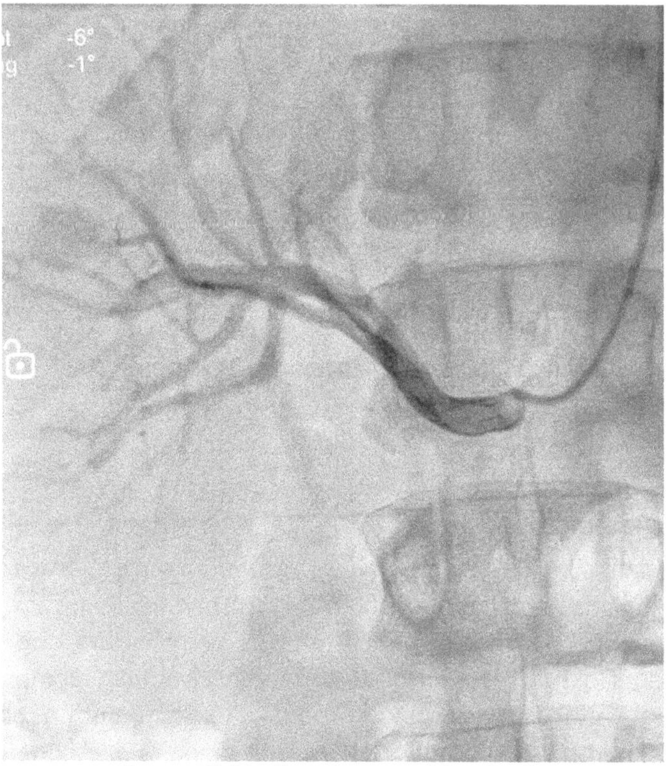

Image DSA d'artériographie rénale

V. Collaboration entre chirurgie vasculaire et oncologie

La coopération entre la chirurgie vasculaire et l'oncologie est également cruciale dans le traitement des patients atteints de cancer. Les patients atteints de cancer souffrent souvent de lésions vasculaires causées par une infiltration, une compression ou une intervention chirurgicale d'une tumeur, entraînant une obstruction des vaisseaux sanguins périphériques, des saignements ou une thrombose et d'autres problèmes. La collaboration entre chirurgiens vasculaires et oncologues peut offrir aux patients des options de traitement complètes et réduire les complications pendant le traitement. Par exemple, lors d'une résection tumorale, si la tumeur est proche de gros vaisseaux sanguins, la chirurgie vasculaire doit participer à l'évaluation préopératoire et fournir le soutien vasculaire nécessaire à la résection tumorale. Chez certains patients atteints de tumeurs malignes, la chirurgie vasculaire nécessite une chirurgie d'ablation du thrombus ou un traitement interventionnel en raison d'une thrombose induite par la tumeur. Parallèlement, les oncologues effectuent une chimiothérapie, une radiothérapie et d'autres traitements en fonction de l'état du patient pour s'assurer que l'état général du patient est sous contrôle. De plus, les patients atteints de cancer nécessitent souvent un suivi postopératoire à long terme et une rééducation pendant le traitement. La collaboration entre la chirurgie vasculaire et l'oncologie est importante non seulement pendant la phase aiguë de la maladie, mais également pour garantir que les patients reçoivent les soins les plus complets tout au long de leur traitement.

VI. Collaboration entre chirurgie vasculaire et service des urgences

La collaboration entre la chirurgie vasculaire et les services d'urgence est particulièrement importante dans la gestion des événements vasculaires aigus, en particulier dans des contextes tels que les traumatismes, les thromboembolies aiguës et les ruptures artérielles. Le service des urgences procède d'abord à une évaluation préliminaire et aux premiers soins du patient. Après s'être assuré que les signes vitaux sont stables, le service des urgences contacte rapidement le service de chirurgie vasculaire pour une intervention chirurgicale supplémentaire ou un traitement interventionnel. Par exemple, chez les patients présentant une embolie artérielle aiguë des membres inférieurs, les médecins urgentistes sont responsables d'effectuer des examens d'imagerie dès que possible et de fournir rapidement un traitement anticoagulant ou un traitement thrombolytique en fonction de l'affection, tandis que les chirurgiens vasculaires effectuent une intervention interventionnelle ou chirurgicale en fonction des résultats d'imagerie pour restaurer la récupération. Une réponse rapide et une coopération étroite entre le service des urgences et la chirurgie vasculaire peuvent améliorer considérablement le taux de réussite des sauvetages et le taux de survie des patients atteints de maladies vasculaires aiguës.

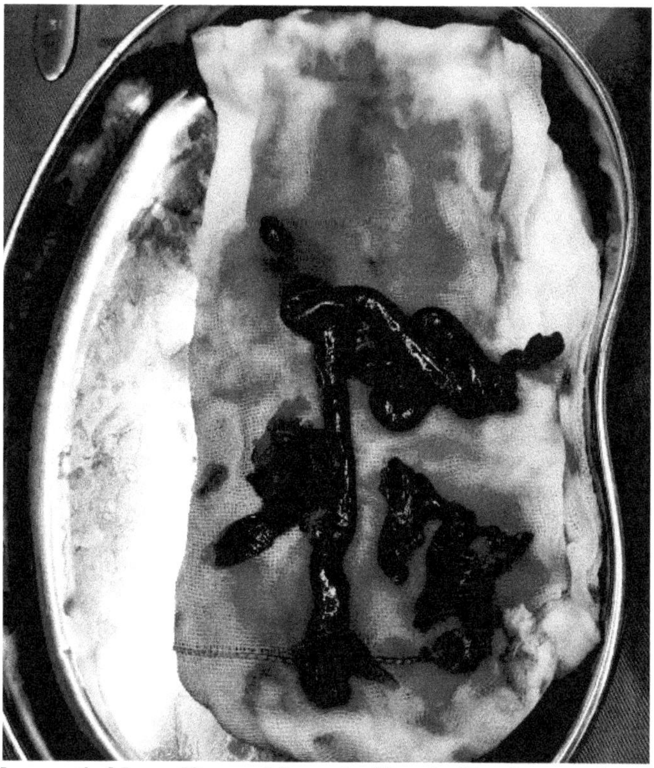

Thrombus retiré lors d'une chirurgie d'embolisation artérielle aiguë des membres inférieurs

La collaboration entre la chirurgie vasculaire et d'autres services est essentielle à l'amélioration des résultats pour les patients. L'expertise complémentaire des différents services peut offrir aux patients des plans de traitement plus complets et personnalisés. À mesure que la technologie médicale progresse, la collaboration interdisciplinaire se resserrera, offrant aux patients des services médicaux plus efficaces et plus précis.

Chapitre 3

Pathogenèse et facteurs de risque des maladies chirurgicales vasculaires

La survenue de maladies chirurgicales vasculaires est étroitement liée à divers facteurs internes et externes. Comprendre la pathogenèse et les facteurs de risque des maladies chirurgicales vasculaires est d'une grande importance pour le diagnostic précoce, l'intervention et l'évaluation du pronostic de la maladie. La pathogenèse des maladies chirurgicales vasculaires est complexe et est généralement liée à de multiples facteurs tels que les lésions endothéliales vasculaires, les changements hémodynamiques, la réponse inflammatoire, le stress oxydatif et le remodelage vasculaire. L'apparition de l'athérosclérose est composée d'une série de processus tels que des lésions de l'endothélium vasculaire, des dépôts lipidiques, une infiltration de cellules inflammatoires et une prolifération de cellules musculaires lisses vasculaires. La survenue d'une maladie artérielle périphérique et d'une maladie veineuse est étroitement liée à l'affaiblissement de l'élasticité de la paroi des vaisseaux sanguins, au dysfonctionnement des valvules veineuses et aux modifications de la rhéologie sanguine. De plus, l'apparition et la progression des maladies chirurgicales vasculaires sont affectées par divers facteurs de risque, notamment des facteurs de risque contrôlables qui peuvent être contrôlés et améliorés, tels que le tabagisme, l'hypertension, l'hyperlipidémie, le diabète, etc., ainsi que des facteurs génétiques. facteurs, âge, facteurs de risque incontrôlables tels que le sexe qui ne peuvent pas être modifiés. De nombreuses maladies vasculaires sont également étroitement liées à d'autres maladies systémiques, telles que l'association entre le diabète, l'hypertension et la maladie artérielle périphérique, ou la maladie rénale et la sténose de l'artère rénale, ce qui souligne la nécessité d'une prise en charge globale et d'un traitement interdisciplinaire. Ce chapitre se concentrera sur la pathogenèse des maladies chirurgicales vasculaires, les facteurs de risque contrôlables, les facteurs de risque incontrôlables et leur association avec d'autres maladies. Il vise à fournir aux cliniciens une compréhension plus complète de la maladie afin qu'elles puissent être utilisées dans la pratique clinique et d'adopter des mesures d'intervention scientifiques et personnalisées.

SECTION 1 PATHOGENÈSE DES MALADIES DE CHIRURGIE VASCULAIRE

La pathogenèse des maladies chirurgicales vasculaires est un processus complexe impliquant l'interaction de multiples facteurs physiologiques et pathologiques. Différents types de maladies vasculaires, telles que l'athérosclérose, les maladies artérielles périphériques, les varices, la thrombose veineuse profonde, etc., ont une pathogenèse différente, mais la base commune de nombreuses maladies est une lésion endothéliale vasculaire, des modifications hémodynamiques, une réaction inflammatoire, une thrombose et un remodelage vasculaire. Comprendre la pathogenèse des maladies chirurgicales vasculaires peut aider à formuler des stratégies de traitement efficaces pour prévenir l'apparition et la progression de la maladie.

I. Pathogenèse de l'athérosclérose

L'athérosclérose est la maladie chirurgicale vasculaire la plus courante et sa pathogenèse implique principalement des lésions endothéliales vasculaires, des dépôts lipidiques et une réponse inflammatoire chronique.

1. Lésion endothéliale et dépôt de lipides

Le développement de l'athérosclérose commence généralement par des lésions de l'endothélium vasculaire. Les lésions endothéliales résultent de nombreux facteurs, tels que l'hypertension, le tabagisme, l'hyperglycémie, la dyslipidémie, etc. Ces facteurs endommagent la fonction endothéliale en augmentant le stress oxydatif sur la paroi des vaisseaux sanguins, en modifiant l'hémodynamique et en favorisant les réponses inflammatoires. Après une lésion endothéliale, les lipoprotéines de basse densité et d'autres molécules lipidiques présentes dans les vaisseaux sanguins pénètrent facilement dans la paroi des vaisseaux sanguins et forment des bandes lipidiques. Ces dépôts lipidiques stimulent la migration et la prolifération des cellules musculaires lisses et des macrophages dans la paroi des vaisseaux sanguins, conduisant ainsi à la formation de plaques.

2. Réponse inflammatoire et prolifération des cellules musculaires lisses

Telles que les monocytes et les macrophages sont recrutées sur le site de la lésion et libèrent des facteurs pro-inflammatoires tels que l'IL-6 et le TNF-α. Ces facteurs inflammatoires aggravent non seulement les lésions endothéliales locales, mais favorisent également la prolifération des cellules musculaires lisses et augmentent l'épaisseur de la paroi des vaisseaux sanguins, conduisant finalement à une sténose de la lumière vasculaire. De plus, lorsque les lipides s'accumulent à l'intérieur des plaques, les macrophages engloutissent ces lipides et forment des cellules spumeuses, qui déclenchent en outre des réponses inflammatoires chroniques locales, conduisant à la formation et à l'instabilité de plaques d'athérosclérose.

3. Thrombose et rupture de plaque

À mesure que les plaques d'athérosclérose se développent, elles s'agrandissent progressivement, entraînant un rétrécissement de la lumière des vaisseaux sanguins et une obstruction du flux sanguin. La rupture ou l'ulcération de la plaque est un nœud clé dans la progression pathologique de l'athérosclérose. Après la rupture de la plaque, les plaquettes sanguines sont exposées au collagène présent dans la paroi des vaisseaux sanguins, s'agrègent rapidement et forment un thrombus. La formation de thrombus aggrave non seulement la sténose des vaisseaux sanguins, mais peut également conduire à une occlusion complète. Dans les cas graves, elle peut entraîner des complications mortelles telles qu'un accident vasculaire cérébral.

II. Pathogenèse de la maladie artérielle périphérique

La maladie artérielle périphérique (MAP) se manifeste généralement par un rétrécissement ou une occlusion des artères des membres et est causée par l'athérosclérose et d'autres facteurs. La pathogenèse de la maladie artérielle périphérique est également étroitement liée à l'athérosclérose, mais ses changements caractéristiques sont principalement caractérisés par un apport sanguin restreint aux membres distaux.

1. Athérosclérose et modifications du flux sanguin

L'apparition de l'athérosclérose dans les artères des extrémités se manifeste d'abord par un rétrécissement de la lumière artérielle, entraînant un apport sanguin insuffisant. À mesure que la maladie s'aggrave, elle peut entraîner une ischémie, se manifestant par une claudication intermittente, des membres froids, des douleurs et d'autres symptômes. Le risque de maladie artérielle périphérique augmente considérablement, notamment sous l'influence de facteurs de risque tels que le diabète, l'hypertension et le tabagisme.

2. Remodelage vasculaire et dysfonctionnement endothélial

Au cours du processus d'athérosclérose à long terme, les cellules musculaires lisses et les fibroblastes de la paroi des vaisseaux sanguins migreront, proliféreront et sécrèteront des composants matriciels au niveau du site de la blessure, conduisant au remodelage et au durcissement des vaisseaux sanguins. Ces changements font perdre à la paroi des vaisseaux sanguins son élasticité et les vaisseaux sanguins ne peuvent pas se dilater, se détendre et se contracter efficacement, aggravant ainsi la situation de flux sanguin insuffisant. De plus, les dommages à la fonction endothéliale entraînent un affaiblissement de la fonction vasomotrice, rendant la circulation sanguine plus difficile.

3. Thrombose et ischémie aiguë

Un problème clé dans les maladies artérielles périphériques est la formation de caillots sanguins. En raison d'un trouble du flux sanguin local ou d'une rupture de plaque dans l'artère, il est facile de provoquer la formation de thrombus. Une fois qu'un caillot sanguin bloque un vaisseau sanguin, il peut provoquer une ischémie aiguë des membres inférieurs, se manifestant par des symptômes tels que des membres pâles et froids et un manque de pouls. Si l'ischémie aiguë n'est pas traitée rapidement, elle peut entraîner une nécrose tissulaire, voire une amputation.

III. Pathogenèse des maladies du système veineux

Les varices et la thrombose veineuse profonde (TVP) sont des maladies chirurgicales vasculaires courantes. La pathogenèse des maladies du système veineux est différente de celle du système artériel et implique principalement des facteurs tels que l'insuffisance valvulaire veineuse, la rétention du flux sanguin et l'hypercoagulabilité sanguine.

1. Dysfonctionnement de la valve veineuse

La principale cause des varices est l'altération du fonctionnement des valvules veineuses. La fonction des valvules veineuses est d'empêcher le reflux sanguin et de maintenir un flux sanguin normal à sens unique. Lorsque les valvules sont endommagées, le sang dans les veines ne peut pas refluer facilement, ce qui provoque une accumulation de sang dans les veines des membres inférieurs, provoquant une dilatation veineuse, des varices et un gonflement. L'hypertension veineuse à long terme peut provoquer une dilatation de la paroi veineuse, aggravant encore la maladie.

2. Hypercoagulabilité sanguine et thrombose

La formation d'une thrombose veineuse profonde est souvent étroitement liée à l'état hypercoagulable du sang. Les causes de l'hypercoagulabilité comprennent la chirurgie, les traumatismes, l'alitement à long terme, le cancer, les contraceptifs oraux, etc. La rétention de sang dans les veines et le ralentissement du flux sanguin contribuent également à la formation de caillots sanguins. La formation de caillots sanguins peut entraîner une embolie veineuse, pouvant entraîner des complications graves telles qu'une embolie pulmonaire.

3. Modifications hémodynamiques et insuffisance veineuse chronique

À mesure que la maladie veineuse progresse, le sang reste emprisonné dans les veines des membres inférieurs, provoquant une augmentation locale de la pression artérielle. Ce changement hémodynamique aggrave les dommages causés à la paroi veineuse, conduisant finalement à une insuffisance veineuse, se manifestant par des symptômes chroniques tels qu'un œdème des membres inférieurs, une décoloration de la peau et des ulcères.

IV. Thrombose et modifications de la rhéologie sanguine

La thrombose est un processus pathologique clé dans les maladies chirurgicales vasculaires, en particulier dans l'athérosclérose, les maladies artérielles périphériques, la thrombose veineuse et d'autres maladies. La thrombose aggrave non seulement la maladie, mais peut également entraîner de graves complications.

1. Mécanisme de base de la thrombose

La formation de thrombus implique généralement une activation anormale du système de coagulation sanguine. Des lésions locales des vaisseaux sanguins ou une rupture de plaque exposeront la matrice de la paroi des vaisseaux sanguins, activeront les plaquettes et les facteurs de coagulation et formeront un thrombus. Le thrombus peut non seulement bloquer les vaisseaux sanguins, mais également provoquer une embolie systémique.

2. Facteurs hémodynamiques et thrombose

Les facteurs hémodynamiques tels que la vitesse du flux sanguin, le schéma d'écoulement et la viscosité du sang sont un autre facteur important dans la thrombose. Un flux sanguin lent, notamment dans le système veineux, peut facilement favoriser la formation de caillots sanguins. Dans le système artériel, lorsque le débit sanguin est élevé, la formation de thrombus est davantage liée aux lésions endothéliales et à la rupture de la plaque.

La pathogenèse des maladies chirurgicales vasculaires est un processus multifactoriel et multi-étapes impliquant des lésions endothéliales vasculaires, une réponse inflammatoire, des modifications de la rhéologie sanguine, une thrombose et d'autres liens. Une compréhension approfondie de ces mécanismes contribuera à fournir une base scientifique pour le diagnostic et le traitement des maladies chirurgicales vasculaires et fournira une base théorique pour les futures stratégies de prévention et de traitement.

SECTION 2 FACTEURS DE RISQUE CONTRÔLABLES

La survenue et la progression des maladies chirurgicales vasculaires sont étroitement liées à divers facteurs de risque contrôlables. Ces facteurs peuvent être améliorés dans une large mesure par une modification du mode de vie ou une intervention pharmacologique, réduisant ainsi la morbidité et la mortalité liées aux maladies vasculaires. Cette section traite principalement des cinq principaux facteurs de risque contrôlables que sont le tabagisme, l'hypertension, le diabète, l'hyperlipidémie et l'obésité.

I. Fumer

1. Fumer provoque des dommages directs aux vaisseaux sanguins

Le tabagisme est l'un des facteurs de risque les plus importants de maladies chirurgicales vasculaires. La nicotine, le monoxyde de carbone et d'autres substances toxiques présentes dans le tabac ont des effets néfastes directs sur les cellules endothéliales vasculaires, entraînant un dysfonctionnement endothélial vasculaire. Le dysfonctionnement endothélial réduit l'élasticité des vaisseaux sanguins et augmente le risque d'athérosclérose.

2. Effet pro-inflammatoire

Le tabagisme induit également une réponse inflammatoire systémique, entraînant une augmentation des leucocytes et une libération accrue de facteurs pro-inflammatoires (tels que l'IL-6, le TNF-α). Cet état inflammatoire chronique accélère le développement de vasculopathies, notamment de maladies artérielles périphériques et d'anévrismes de l'aorte abdominale.

3. Modifications de la rhéologie sanguine

La viscosité du sang des fumeurs augmente, l'agrégation plaquettaire augmente et une thrombose se forme facilement. Surtout chez les patients présentant des plaques d'athérosclérose existantes, le tabagisme augmente considérablement le risque de rupture de plaque et de thrombose.

II. Hypertension artérielle

1. Dommages à long terme à l'endothélium vasculaire

L'hypertension à long terme provoque une pression continue sur la paroi des vaisseaux sanguins, endommageant les cellules endothéliales et augmentant l'incidence de l'artériosclérose. Les cellules endothéliales endommagées ne peuvent normalement pas sécréter des facteurs vasodilatateurs tels que l'oxyde nitrique, ce qui aggrave encore la vasoconstriction.

2. Promouvoir l'athérosclérose

L'hypertension favorise de manière significative l'apparition de l'athérosclérose en accélérant les dépôts lipidiques, la réponse inflammatoire et les processus de remodelage vasculaire. De plus, les patients souffrant d'hypertension artérielle sont plus susceptibles de présenter une rupture de plaque sur les parois artérielles, augmentant ainsi le risque d'infarctus du myocarde et d'accident vasculaire cérébral.

3. Risque accru d'anévrisme

L'hypertension peut entraîner une augmentation anormale de la tension des parois des vaisseaux sanguins, en particulier dans les anévrismes de l'aorte abdominale, et constitue un facteur déclenchant important. La compression à long terme de la paroi des vaisseaux sanguins peut entraîner la dégénérescence des fibres élastiques et augmenter le risque d'expansion et de rupture de la tumeur.

III. Diabète

1. Dommages métaboliques aux vaisseaux sanguins

Les patients diabétiques sont souvent accompagnés d'hyperglycémie, d'hyperinsulinémie et de résistance à l'insuline. Ces troubles métaboliques endommagent directement les cellules endothéliales vasculaires et accélèrent le dépôt de lipides sur la paroi vasculaire, formant ainsi l'athérosclérose.

2. Stress oxydatif et réponse inflammatoire

Les produits finaux de glycation en cas d'hyperglycémie induisent un stress oxydatif et des réponses inflammatoires en activant les récepteurs RAGE, détruisant davantage la stabilité de la paroi des vaisseaux sanguins et augmentant le risque de thrombose.

3. Maladies microvasculaires et macrovasculaires

Les maladies microvasculaires causées par le diabète, telles que la rétinopathie et la glomérulosclérose, surviennent souvent simultanément aux maladies macrovasculaires. Les maladies macrovasculaires sont une cause importante de décès chez les patients diabétiques, se manifestant par une maladie coronarienne, une maladie artérielle périphérique et une maladie cérébrovasculaire.

IV. Hyperlipidémie

1. Le rôle central des troubles du métabolisme lipidique

L'hyperlipidémie, en particulier le cholestérol des lipoprotéines de basse densité (LDL-C), est un facteur majeur de l'athérosclérose. Une fois que le LDL-C pénètre dans l'intima vasculaire, il est oxydé et devient la cible de la phagocytose des macrophages, formant des cellules spumeuses et conduisant à la formation de plaques.

2. Inflammation et dommages endothéliaux

Une diminution des taux de cholestérol des lipoprotéines de haute densité (HDL-C) et des triglycérides élevés sont également des facteurs de risque. La diminution du HDL-C altère le mécanisme de protection des vaisseaux sanguins, tandis que l'augmentation des triglycérides favorise encore la viscosité du sang et les dommages endothéliaux.

3. Importance de l'intervention

Le contrôle des lipides sanguins par l'alimentation, l'exercice et les statines peut réduire considérablement le risque de maladie chirurgicale vasculaire. En particulier chez les patients atteints d'une maladie coronarienne, d'une maladie artérielle périphérique ou d'un anévrisme de l'aorte, la diminution des taux de LDL-C peut retarder la progression de la maladie.

V. Obésité

1. Effets négatifs de la graisse viscérale sur les vaisseaux sanguins

L'obésité, en particulier l'accumulation de graisse viscérale, augmente le risque de maladie vasculaire par de multiples voies. Le déséquilibre des facteurs pro-inflammatoires tels que l'IL-6 et le TNF-α sécrétés par le tissu adipeux et des facteurs anti-inflammatoires tels que l'adiponectine conduit à un état inflammatoire chronique systémique.

2. Association avec des troubles métaboliques

L'obésité coexiste souvent avec le syndrome métabolique, l'hypertension, le diabète et l'hyperlipidémie, et ces facteurs s'associent pour augmenter considérablement le risque de maladie vasculaire. De plus, les patients obèses s'accompagnent souvent d'une résistance à l'insuline et d'une hypercoagulabilité, ce qui favorise encore davantage l'apparition de l'athérosclérose.

3. Charge mécanique

L'obésité impose également une charge mécanique supplémentaire sur le système veineux des membres inférieurs, conduisant au développement de varices et d'une insuffisance veineuse chronique. Pour les patients obèses atteints de maladies thrombotiques, la perte de poids est l'une des interventions importantes.

Les facteurs de risque contrôlables sont d'importants facteurs déterminants des maladies chirurgicales vasculaires. Outre les facteurs ci-dessus, ils comprennent également certains facteurs de risque rares ou non découverts. Ces facteurs accélèrent conjointement l'apparition et le développement de maladies vasculaires grâce à de multiples effets sur l'endothélium vasculaire, l'hémodynamique et l'état métabolique. Un contrôle efficace de ces facteurs de risque peut non seulement retarder la progression des maladies vasculaires, mais également améliorer considérablement le pronostic à long terme des patients.

SECTION 3 FACTEURS DE RISQUE INCONTRÔLABLES

La survenue de maladies chirurgicales vasculaircs est étroitement liée à certains facteurs de risque incontrôlables. Bien que ces facteurs ne puissent pas être modifiés par une intervention, ils peuvent affecter de manière significative la progression et le pronostic de la maladie. Cette section explore les principales catégories de facteurs de risque incontrôlables, notamment l'âge, le sexe, les antécédents génétiques familiaux et l'origine ethnique.

I. Âge

1. Le processus naturel de dégénérescence vasculaire

L'âge est l'un des facteurs de risque incontrôlables les plus importants de maladies chirurgicales vasculaires. À mesure que nous vieillissons, les fibres élastiques des parois des vaisseaux sanguins diminuent progressivement et la teneur en fibres de collagène augmente, entraînant un risque significativement plus élevé d'artériosclérose. La dégradation de la fonction vasculaire liée à l'âge peut également entraîner une rigidité artérielle accrue et des fluctuations plus larges de la pression artérielle, augmentant ainsi la charge cardiovasculaire.

2. Effets cumulatifs des changements métaboliques

Les troubles métaboliques à long terme, tels que les effets cumulatifs de l'hyperglycémie, de l'hyperlipidémie et du stress oxydatif, peuvent provoquer des dommages irréversibles aux parois des vaisseaux sanguins et augmenter l'incidence de l'athérosclérose, des anévrismes et d'autres maladies vasculaires.

3. La superposition du vieillissement et de multiples maladies

Les patients âgés souffrent souvent de plusieurs maladies chroniques, telles que l'hypertension, le diabète et les maladies coronariennes. Ces comorbidités agissent en synergie dans le contexte du vieillissement, augmentant encore la complexité et la difficulté du traitement des maladies vasculaires.

II. Sexe

1. Les hommes et une incidence plus élevée de maladies artérielles

Courent un risque significativement plus élevé de souffrir de maladies athéroscléreuses telles que les maladies coronariennes et les maladies artérielles périphériques chez les jeunes et les personnes d'âge moyen que les femmes. Cela peut être lié à des différences dans le métabolisme des lipides résultant de taux d'androgènes plus élevés. De plus, les hommes sont plus susceptibles de développer des anévrismes de l'aorte abdominale, ce qui serait lié à des différences structurelles spécifiques au sexe dans la paroi vasculaire.

2. Le risque chez les femmes augmente après la ménopause

Chez les femmes ménopausées, à mesure que les niveaux d'œstrogènes diminuent, l'effet protecteur des vaisseaux sanguins s'affaiblit et l'incidence de l'artériosclérose et des maladies thrombotiques augmente considérablement. Les femmes ménopausées peuvent même présenter un risque de maladie coronarienne similaire à celui des hommes. Par conséquent, l'impact du sexe sur les maladies vasculaires présente des caractéristiques échelonnées.

3. Différences entre les sexes et stratégies d'intervention

Les différences entre les sexes influencent non seulement l'apparition de la maladie mais également ses stratégies de traitement. Par exemple, les patients de sexe masculin ont généralement un meilleur pronostic que les patientes après avoir subi une intervention chirurgicale de revascularisation.

III. Antécédents génétiques familiaux

1. Le rôle central des facteurs génétiques dans la maladie

Les personnes ayant des antécédents familiaux d'athérosclérose, de thrombose ou d'anévrisme de l'aorte courent un risque significativement plus élevé de maladie vasculaire que la population générale. Cela peut être lié à des troubles du métabolisme lipidique, à une régulation anormale de l'inflammation ou à des modifications des propriétés structurelles vasculaires provoquées par des mutations génétiques.

2. Mécanismes d'héritage monogénique et polygénique

Certaines maladies vasculaires ont des mécanismes évidents de transmission d'un seul gène, comme l'hypercholestérolémie familiale et les anévrismes aortiques héréditaires. Et de plus en plus de maladies sont affectées par les effets combinés de plusieurs gènes et facteurs environnementaux.

3. L'importance diagnostique et préventive des antécédents familiaux

Comprendre les antécédents familiaux d'un patient peut aider à identifier précocement les personnes à haut risque et à développer des mesures de dépistage et de prévention ciblées. Par exemple, les parents au premier degré de patients atteints d'anévrismes de l'aorte devraient subir régulièrement des échographies pour détecter précocement des lésions potentielles.

IV. Facteurs raciaux

1. Différences dans les taux d'incidence de la race et de la maladie

L'origine ethnique a une influence importante sur l'incidence des maladies chirurgicales vasculaires. Par exemple, la prévalence de l'hypertension dans les populations afro-américaines est nettement plus élevée que chez les Blancs, tandis que les populations asiatiques sont plus sensibles aux maladies cérébrovasculaires. Les différences raciales peuvent être liées à divers facteurs tels que des facteurs génétiques, le mode de vie et l'environnement socio-économique.

2. Recherche génétique et épigénétique

La base génétique des différences raciales devient un sujet de recherche brûlant. Par exemple, certaines variantes génétiques sont plus courantes dans certains groupes ethniques et sont directement liées à des taux plus élevés de maladies vasculaires. En outre, la recherche épigénétique suggère que les effets régulateurs des facteurs environnementaux sur l’expression des gènes peuvent également exacerber les disparités raciales en matière de santé.

3. Stratégies de traitement spécifiques à la race

Les stratégies de traitement individualisées basées sur l’origine ethnique sont de plus en plus valorisées dans la gestion des maladies chirurgicales vasculaires. Par exemple, il existe des différences dans l’efficacité de certains médicaments antihypertenseurs selon les groupes ethniques, ce qui doit être pris en compte dans la pratique clinique.

Les facteurs de risque incontrôlables comprennent l'âge, le sexe, les antécédents génétiques familiaux et les facteurs ethniques, qui ont un impact important sur l'apparition et le développement des maladies chirurgicales vasculaires. Bien que ces facteurs ne puissent pas être modifiés par une intervention, leur étude approfondie peut aider à identifier les groupes à haut risque et à optimiser les stratégies de diagnostic et de traitement.

Article 4 Association avec d'autres maladies

L’apparition et le développement de maladies vasculaires chirurgicales sont étroitement liés à diverses autres maladies. Ces associations reflètent non seulement des mécanismes pathologiques courants, mais ont également des implications importantes dans le diagnostic, le traitement et la gestion pronostique. Cette section se concentre sur la relation entre les maladies de chirurgie vasculaire et les maladies cardiovasculaires, le diabète, les maladies rénales et les tumeurs.

I. Association avec les maladies cardiovasculaires

1. Base pathologique commune de l'athérosclérose

Les maladies chirurgicales vasculaires et les maladies cardiovasculaires partagent le principal mécanisme pathologique de l'athérosclérose. Les troubles du métabolisme lipidique, les réponses inflammatoires et le dysfonctionnement endothélial favorisent non seulement l'apparition de maladies cardiovasculaires, mais augmentent également le risque d'anévrismes, de sténose carotidienne et de maladie artérielle périphérique.

2. Manifestations cliniques des effets bidirectionnels

Les maladies cardiovasculaires peuvent aggraver la progression des maladies chirurgicales vasculaires. Par exemple, l'insuffisance cardiaque peut entraîner une altération de la circulation périphérique et augmenter le risque de varices et de thrombophlébite des membres inférieurs ; des maladies vasculaires graves telles que la dissection aortique peut également avoir un impact négatif sur la fonction cardiaque.

3. L'importance d'un traitement complet

La coexistence des maladies cardiovasculaires et des maladies chirurgicales vasculaires nécessite une collaboration multidisciplinaire. Les stratégies de traitement comprennent le contrôle des facteurs de risque tels que les lipides et la gestion hémodynamique afin de maximiser les résultats pour les patients.

II. Relation avec le diabète

1. La relation entre le contrôle de la glycémie et les maladies vasculaires

Les patients diabétiques sont sujets aux maladies microvasculaires et macrovasculaires dues à une hyperglycémie à long terme. Cette pathologie se manifeste par l'athérosclérose, l'hyperplasie de l'intima et l'inflammation chronique, augmentant le risque de pied diabétique, de maladie occlusive artérielle des membres inférieurs et d'autres maladies vasculaires.

2. Prise en charge chirurgicale des complications diabétiques

Les ulcères du pied diabétique sont l'une des complications les plus courantes chez les patients diabétiques et, dans les cas graves, ils peuvent nécessiter une chirurgie de reconstruction vasculaire pour améliorer l'apport sanguin aux membres inférieurs. En outre, les maladies rénales liées au diabète peuvent également nuire davantage à la santé vasculaire.

3. Stratégie d'intervention conjointe

Dans la gestion du diabète, le renforcement du contrôle global de la glycémie, des lipides sanguins et de la tension artérielle est crucial pour prévenir et ralentir les lésions vasculaires. De plus, un dépistage et une intervention précoces peuvent réduire l'incidence des complications vasculaires liées au diabète.

III. Association avec une maladie rénale

1. Sténose de l'artère rénale et hypertension

La sténose de l'artère rénale est l'une des causes importantes de l'hypertension secondaire et son mécanisme principal est l'activation du système rénine-angiotensine-aldostérone provoquée par l'ischémie rénale. Cet état pathologique aggrave non seulement l'artériosclérose systémique, mais entraîne également des lésions à long terme de la fonction rénale.

2. Problèmes d'accès vasculaire pour les patients dialysés

Les patients atteints d'insuffisance rénale terminale et hémodialysés nécessitent souvent la création d'un accès vasculaire par fistule artérioveineuse. La santé vasculaire de ces patients a un impact important sur le succès chirurgical et la fonction d'accès à long terme.

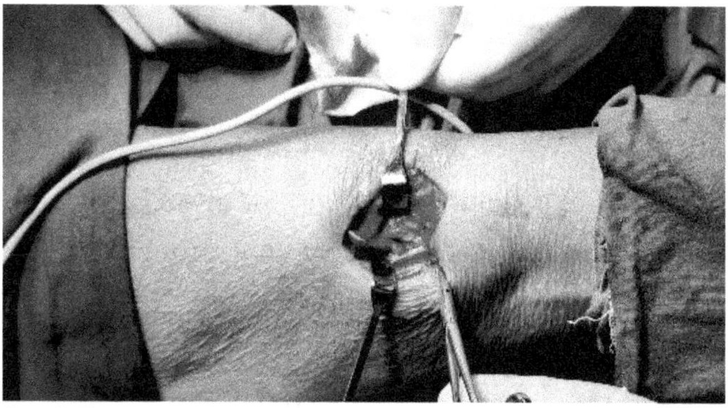

Légende : Mise en place d'un accès pour dialyse de l'avant-bras en cas d'insuffisance rénale

3. L'importance de la collaboration multidisciplinaire

Le lien entre maladie rénale et chirurgie vasculaire nécessite une coopération étroite entre néphrologie et chirurgie vasculaire. La prise en charge globale des patients atteints d'insuffisance rénale peut être optimisée grâce à l'évaluation par imagerie, à la chirurgie vasculaire et à la thérapie médicale.

IV. Relation avec les tumeurs

1. Risque thrombotique lié aux tumeurs malignes

Les patients atteints de tumeurs malignes sont souvent accompagnés d'un état d'hypercoagulabilité, ce qui augmente considérablement l'incidence de thrombose veineuse profonde et d'embolie pulmonaire. Cet état peut résulter de substances procoagulantes sécrétées par les cellules tumorales ou de lésions vasculaires provoquées par la chimiothérapie et la radiothérapie tumorales.

2. Invasion tumorale et lésions vasculaires

Certaines tumeurs rétropéritonéales ont la capacité d'envahir directement les gros vaisseaux sanguins, entraînant une thrombose tumorale ou une occlusion vasculaire. De tels cas nécessitent une combinaison de chirurgie vasculaire et de résection tumorale.

3. L'importance d'un traitement individualisé

Les problèmes vasculaires chez les patients atteints de cancer sont souvent complexes et le traitement doit être adapté au stade tumoral du patient, à son état physique et au degré d'atteinte vasculaire afin de maximiser le taux de survie et la qualité de vie.

Les maladies de chirurgie vasculaire sont étroitement liées à diverses maladies et leur association implique la communauté des mécanismes pathologiques et la complexité des manifestations cliniques. Grâce à une coopération multidisciplinaire, le développement de plans de diagnostic et de traitement personnalisés basés sur l'état global du patient contribue non seulement à améliorer l'efficacité du diagnostic et du traitement, mais fournit également une base pratique pour des recherches plus approfondies sur la complexité des maladies chirurgicales vasculaires.

Chapitre 4

Manifestations cliniques des maladies vasculaires

Les manifestations cliniques des maladies vasculaires constituent un élément crucial du diagnostic clinique et du traitement. Le système vasculaire étant répandu dans tout le corps, ses lésions peuvent affecter plusieurs organes et tissus, provoquant divers symptômes. Les maladies vasculaires comprennent principalement les maladies artérielles, les maladies veineuses et les maladies du système lymphatique. Les symptômes et les manifestations de diverses maladies ont une certaine spécificité, mais il existe également des chevauchements et des chevauchements. Par conséquent, une identification précise de ces manifestations cliniques contribue non seulement à un diagnostic précoce, mais constitue également une base importante pour le traitement clinique afin d'éviter une détérioration supplémentaire de la maladie. Ce chapitre développe principalement les différents types de maladies vasculaires et leurs manifestations cliniques, y compris les symptômes typiques et les points d'identification des maladies artérielles, veineuses et lymphatiques. Dans la pratique clinique, le personnel médical doit effectuer une analyse complète basée sur les antécédents médicaux du patient, les caractéristiques des symptômes et les examens d'imagerie, porter des jugements précis et formuler des plans efficaces pour un traitement ultérieur.

SECTION 1 MANIFESTATIONS DE MALADIE ARTÉRIELLE

La maladie artérielle se manifeste principalement par des symptômes ischémiques causés par un apport sanguin insuffisant. Dans les cas graves, elle peut provoquer une nécrose des tissus et un dysfonctionnement des organes. Les symptômes varient en fonction de l'endroit où l'artère est touchée et de l'étendue de la maladie. Les principaux symptômes de la maladie artérielle sont expliqués en détail ci-dessous.

I. Symptômes de l'ischémie artérielle des membres

1. Claudication intermittente

La claudication intermittente est un symptôme classique de la maladie artérielle périphérique. Après avoir parcouru une certaine distance, le patient développe des douleurs et des spasmes dus à une ischémie musculaire des membres inférieurs, qui peuvent être soulagés après le repos. Ce symptôme est fréquent dans l'artériosclérose oblitérante des membres inférieurs, et la localisation de la douleur est liée à la localisation de l'artère malade. Par exemple, les lésions de l'artère fémorale superficielle provoquent souvent des douleurs dans les muscles du mollet, tandis que les lésions des artères iliaques peuvent provoquer des douleurs dans la cuisse ou les fesses.

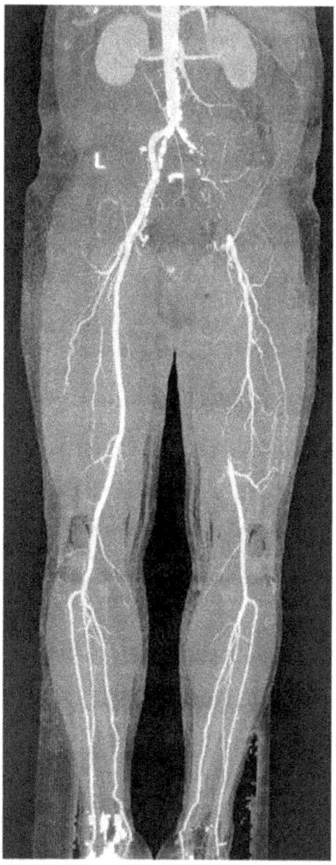

Remarque : image CTA de l'artère iliaque gauche et de l'occlusion de l'artère fémorale superficielle gauche

2. Douleur au repos

À mesure que l'ischémie artérielle s'aggrave, les patients peuvent ressentir une douleur même dans un état calme, appelé douleur au repos. Cela indique généralement un rétrécissement ou une occlusion sévère de l'artère, réduisant encore davantage l'apport sanguin et provoquant une ischémie tissulaire. La douleur au repos s'aggrave souvent la nuit, surtout en position couchée. En raison de l'effet de la gravité, le flux sanguin est encore réduit et le patient doit suspendre le membre affecté au-dessus du lit pour soulager la douleur.

3. Modifications de la peau et des tissus

L'ischémie artérielle des membres peut entraîner une baisse de la température de la peau, une couleur pâle ou bleue et, dans les cas graves, des ulcères et une gangrène. Le manque d'apport sanguin à la peau entraîne une malnutrition, qui se manifeste par un amincissement de la peau, une perte de cheveux et des ongles épaissis ou déformés. Les ulcères sont généralement situés dans des zones sous pression, telles que les orteils et les talons, avec des bords nets et une douleur intense.

II. Symptômes d'un apport sanguin insuffisant aux artères viscérales

1. Ischémie de l'artère mésentérique

L'ischémie chronique de l'artère mésentérique peut entraîner des douleurs abdominales postprandiales. Les patients ressentent des crampes abdominales après avoir mangé en raison d'une demande accrue de sang intestinal et d'une sténose artérielle qui ne peut pas fournir un flux sanguin suffisant, appelée « claudication abdominale intermittente ». À mesure que la maladie progresse, elle peut entraîner une perte de poids et une malnutrition. En cas d'occlusion aiguë de l'artère mésentérique, les patients ressentent de graves douleurs abdominales, des nausées et des vomissements ainsi que des troubles de la défécation et sont dans un état critique.

2. Sténose de l'artère rénale

La sténose de l'artère rénale entraîne un apport sanguin insuffisant aux reins, ce qui peut provoquer une hypertension résistante, souvent accompagnée d'une créatinine sanguine élevée et d'une diminution de la fonction rénale. Certains patients peuvent développer une insuffisance rénale aiguë lorsque les artères rénales sont complètement obstruées. Un souffle vasculaire au niveau de l'artère rénale peut être entendu dans l'abdomen lors de l'auscultation.

III. Symptômes d'un apport sanguin insuffisant aux artères cérébrales

1. Accident ischémique transitoire (AIT)

La sténose de l'artère cérébrale peut entraîner une insuffisance cérébrale transitoire, se manifestant par des symptômes tels qu'une faiblesse unilatérale des membres, une sensation anormale, des troubles de l'élocution ou une perte de vision, qui disparaissent généralement spontanément en quelques minutes. Il s'agit d'un signe avant-coureur d'un accident vasculaire cérébral qui nécessite une attention particulière.

2. AVC

Lorsque l'occlusion de l'artère cérébrale dure longtemps et que l'ischémie est sévère, elle peut entraîner une nécrose des tissus cérébraux et un accident vasculaire cérébral. Les patients présentent une paralysie des membres, une aphasie, une perte de conscience, etc., ce qui affecte gravement la qualité de vie et met même la vie en danger.

IV. Symptômes d'embolie artérielle aiguë

L'embolie artérielle aiguë est une affection critique de la maladie artérielle dans laquelle une embolie bloque une artère, provoquant une interruption soudaine du flux sanguin distal et l'apparition rapide des symptômes. Les manifestations courantes comprennent :

1. Douleur : Douleur soudaine et intense dans le membre affecté.

2. Pâleur : La peau des membres devient pâle.

3. Absence de pouls : le pouls artériel distal disparaît.

4. Paresthésie : engourdissement et perte de sensation dans le membre affecté.

5. Paralysie : perte de force musculaire, incapacité de bouger dans les cas graves.

En résumant les symptômes des différents types de maladies artérielles mentionnés ci-dessus, les cliniciens doivent identifier rapidement la maladie, déterminer l'emplacement et la gravité de la maladie et fournir aux patients un traitement rapide et efficace basé sur les antécédents médicaux, l'examen physique et les méthodes d'examen auxiliaires.

Section 2 Symptômes de la maladie veineuse

Les maladies veineuses comprennent principalement l'insuffisance veineuse chronique, la thrombose veineuse profonde et les varices. Différents types de maladies veineuses ont des manifestations différentes, mais la plupart sont liées à une obstruction du retour du sang, à une thrombose et à des lésions de la paroi des vaisseaux sanguins.

I. Symptômes de l'insuffisance veineuse chronique

L'insuffisance veineuse chronique (IVC) est un trouble du retour du sang dû à un dysfonctionnement des valvules veineuses. Les symptômes courants comprennent :

1. Œdème des membres inférieurs

Les patients présentent souvent un œdème dans les membres inférieurs distaux, qui s'aggrave surtout après une longue période debout et est légèrement soulagé après le repos. L'œdème est léger au début, mais peut s'aggraver progressivement et s'accompagner de modifications cutanées à mesure que la maladie progresse.

2. Pigmentation cutanée et ulcères

L'hypertension veineuse à long terme peut entraîner un métabolisme et une pigmentation cutanés anormaux, principalement répartis dans le tiers inférieur du mollet. Les patients atteints d'IVC sévère peuvent développer des ulcères veineux difficiles à guérir, souvent accompagnés d'exsudation et d'infection.

3. Varices

Les patients atteints d'IVC sont souvent accompagnés de varices évidentes dans les membres inférieurs, qui se présentent sous la forme de masses veineuses tordues et dilatées, en particulier au niveau des mollets.

II. Symptômes de thrombose veineuse profonde

La thrombose veineuse profonde (TVP) est un événement aigu de la maladie veineuse. Une thrombose se forme dans la lumière veineuse profonde. Dans les cas graves, elle peut provoquer une embolie pulmonaire. Les principales performances sont les suivantes :

1. Douleur et gonflement des membres inférieurs

Les symptômes typiques de la TVP sont une douleur soudaine et un gonflement d'un membre inférieur, commençant généralement au mollet et s'étendant progressivement vers le haut. Une sensibilité peut survenir lorsque vous appuyez sur le mollet.

2. Changements de couleur de peau

La peau du membre affecté peut apparaître pourpre bleuâtre ou rouge, avec une augmentation localisée de la température cutanée, en raison de l'hypertension veineuse et de la réponse inflammatoire provoquée par la stase sanguine.

3. Signe de Homans positif

Les patients ressentent des douleurs au mollet lorsque le pied est en dorsiflexion, ce que l'on appelle un signe de Homans positif. C'est l'un des indicateurs de l'examen clinique de la TVP, mais sa sensibilité et sa spécificité sont faibles.

III. Symptômes des varices

Les varices sont une maladie chronique courante parmi les maladies veineuses et sont fréquentes dans le système veineux superficiel des membres inférieurs. Ses principaux symptômes comprennent :

1. Dilatation veineuse visible

Les patients présentent une distorsion et une dilatation évidentes des veines des membres inférieurs, souvent accompagnées de renflements vermiformes ou nodulaires, particulièrement aggravés après une station debout prolongée ou après des activités.

2. Sensation de lourdeur et de fatigue dans les membres inférieurs

En raison d'un trouble du retour sanguin veineux, les patients se sentent souvent lourds et fatigués dans leurs membres inférieurs, ce qui peut être soulagé après le repos, mais à mesure que l'état s'aggrave, les symptômes peuvent persister.

3. Démangeaisons et changements cutanés

La présence à long terme de varices peut provoquer une hypertension veineuse, entraînant des démangeaisons cutanées, des modifications ressemblant à de l'eczéma et, dans les cas graves, des ulcères cutanés peuvent se former.

IV. Complications de la maladie veineuse

1. Thromboembolie

La complication la plus grave chez les patients atteints de TVP est l'embolie pulmonaire, qui se manifeste par une dyspnée soudaine, des douleurs thoraciques et des crachats de sang. Dans les cas graves, elle peut entraîner une mort subite.

2. Ulcère veineux chronique

Ne pas traiter l'IVC à temps peut entraîner des ulcères veineux chroniques, qui nécessitent un long processus de traitement et sont sujets à la récidive.

3. Saignement

Chez les patients présentant des varices sévères, notamment sous l'influence d'une force externe, les veines dilatées peuvent se rompre et provoquer des saignements massifs, ce qui nécessite un traitement hémostatique rapide.

En résumé, les manifestations cliniques des maladies veineuses sont diverses et nécessitent un jugement complet basé sur les antécédents médicaux, les signes physiques et les examens auxiliaires. La détection précoce d'une maladie veineuse et un traitement approprié sont importants pour prévenir les complications et améliorer le pronostic du patient.

SECTION 3 SYMPTÔMES D'UNE MALADIE DU SYSTÈME LYMPHATIQUE

La maladie du système lymphatique est une maladie clinique courante liée à la chirurgie vasculaire. Ses principales manifestations sont une obstruction du retour du liquide lymphatique ou une accumulation anormale causée par un dysfonctionnement des vaisseaux lymphatiques. Les manifestations pathologiques courantes comprennent le lymphœdème, la lymphangite et la lymphadénopathie.

I. Lymphœdème

1. Principaux symptômes et manifestations cliniques

Le lymphœdème est le résultat principal de l'accumulation de liquide lymphatique dans l'espace tissulaire. Les patients présentent généralement un gonflement des membres, qui peut être un œdème par piqûres à un stade précoce et évoluer progressivement vers un œdème sans piqûre à mesure que la maladie progresse. Cliniquement , la texture de la peau dans la zone enflée devient dure et épaissie, ce qui est appelé « changement semblable à une peau d'orange ». Dans les cas graves, les membres peuvent devenir hypertrophiés, raides et avoir des mouvements limités.

2. Performance de la période

(1) Stade précoce (stade I) : l'œdème est léger le matin et le gonflement peut être soulagé en soulevant le membre. La texture de la peau est douce ;

(2) Stade intermédiaire (stade II) : L'œdème s'aggrave progressivement et n'est pas facilement soulagé en soulevant les membres. La peau commence à s'épaissir et son élasticité s'affaiblit.

(3) Stade avancé (stade III) : il existe un éléphantiasis évident, une sclérose cutanée accompagnée de fissures et d'ulcères cutanés, et une infection secondaire est facile à survenir.

3. Causes courantes de lymphœdème

Les causes courantes de lymphœdème comprennent le lymphœdème primaire dû à une dysplasie lymphatique congénitale et le lymphœdème secondaire secondaire à une infection, à une compression tumorale, à une obstruction du drainage lymphatique après une intervention chirurgicale ou une radiothérapie. Parmi eux, la filariose et le lymphœdème secondaire lié à une tumeur sont particulièrement fréquents sur le plan clinique.

II. Lymphangite

1. Manifestations cliniques

La lymphangite est une inflammation aiguë des vaisseaux lymphatiques, généralement provoquée par une infection bactérienne, souvent secondaire à une lésion cutanée ou à une infection. Les principaux symptômes des patients comprennent :

(1) Lésions linéaires rouges : des lésions ressemblant à un cordon rouge apparaissent dans la direction des vaisseaux lymphatiques, s'étendant du foyer d'infection aux ganglions lymphatiques proximaux et sont douloureuses au toucher.

(2) Douleur et gonflement locaux : il existe une sensibilité et une chaleur évidentes dans la zone touchée, accompagnées d'une rougeur et d'un gonflement locaux.

(3) Symptômes systémiques : les patients peuvent être accompagnés de symptômes d'infection systémique tels que fièvre, frissons et fatigue.

2. Complications : Si elle n'est pas traitée à temps, la lymphangite peut entraîner une cellulite, une septicémie ou même se propager aux tissus plus profonds, provoquant une fasciite nécrosante, potentiellement mortelle.

III. Maladie des ganglions lymphatiques

1. Hypertrophie des ganglions lymphatiques : La maladie des ganglions lymphatiques est une manifestation de modifications réactives ou d'une prolifération pathologique du système lymphatique. Cliniquement, l'hypertrophie des ganglions lymphatiques est la principale caractéristique.

(1) Lymphadénopathie régionale : généralement causée par une infection et une stimulation inflammatoire, telle qu'une lymphadénopathie cervicale provoquée par une amygdalite.

(2) Hypertrophie systémique des ganglions lymphatiques : fréquente dans les maladies systémiques, telles que la tuberculose, le lymphome malin, le lupus érythémateux systémique et d'autres maladies auto-immunes.

2. Douleurs des ganglions lymphatiques et changements de texture

(1) Gonflement inflammatoire : les ganglions lymphatiques ont une texture douce, souvent sensible au toucher, et la peau peut être rouge et enflée.

(2) Hypertrophie de la tumeur : les ganglions lymphatiques ont une texture dure, sont généralement indolores et ont une faible mobilité, ce qui suggère la possibilité de lésions malignes.

IV. Diagnostic clinique et identification : Pour les lésions du système lymphatique, le diagnostic clinique repose principalement sur l'enquête sur les antécédents médicaux, l'examen physique et l'examen d'imagerie :

(1) Antécédents médicaux et évaluation des symptômes : se concentrer sur l'heure d'apparition, la cause, l'évolution et les antécédents d'infection du gonflement.

(2) Examen physique : évaluer le site de l'œdème, les modifications cutanées, l'hypertrophie des ganglions lymphatiques et la douleur.

(3) Examens d'imagerie : tels que lymphographie, échographie, tomodensitométrie/IRM, etc., pour clarifier la structure anatomique et les anomalies fonctionnelles des lésions du système lymphatique.

En résumé, les manifestations des lésions du système lymphatique sont diverses. La reconnaissance précoce des symptômes, des causes claires et une intervention rapide sont les clés de l'amélioration du pronostic du patient.

Chapitre 5

Examen physique

L'examen physique est l'un des maillons essentiels du diagnostic des maladies vasculaires chirurgicales. Grâce à une inspection, une palpation, une percussion et une auscultation systématiques, la localisation, la nature et la gravité des maladies vasculaires peuvent être jugées à titre préliminaire, ce qui constitue la base d'examens de laboratoire et d'imagerie ultérieurs examens. Fournir une base importante. La clé de l'examen physique est de découvrir les manifestations caractéristiques de la maladie afin de localiser et d'évaluer qualitativement les anomalies du système vasculaire. L'examen physique des maladies vasculaires chirurgicales porte principalement sur trois aspects : les artères, les veines et le système lymphatique. La maladie artérielle se présente généralement par des symptômes d'apport sanguin insuffisant aux membres, tels qu'une pâleur, une froideur et un pouls artériel affaibli ou absent ; l'examen de la maladie veineuse se concentre sur l'observation du degré d'œdème des membres, de la pigmentation et de l'examen physique des veines lymphatiques ; les lésions du système comprennent principalement la stadification du lymphœdème et l'évaluation des ganglions lymphatiques par palpation.

Lors de l'examen physique, les médecins doivent suivre les principes de systématique, d'exhaustivité et de minutie et procéder à des examens ciblés basés sur les antécédents médicaux et les symptômes du patient. L'inspection visuelle et la palpation constituent la base de l'examen physique. Des informations cliniques importantes sont obtenues principalement en observant l'apparence des membres et en touchant les pulsations vasculaires, les gonflements et les modifications cutanées. La percussion et l'auscultation aident en outre à déterminer l'état du flux sanguin dans la cavité des vaisseaux sanguins et à détecter s'il y a une obstruction ou un souffle du flux sanguin. Ce chapitre présentera en détail tous les aspects de l'examen physique, y compris l'inspection visuelle et la palpation, la percussion et l'auscultation, etc., pour aider les cliniciens à obtenir des informations précises lors de l'examen préliminaire et fournir un soutien solide pour le diagnostic et le traitement des maladies vasculaires.

SECTION 1 INSPECTION VISUELLE ET PALPATION

L'inspection et la palpation sont les méthodes de base de l'examen physique et l'un des moyens les plus directs et les plus efficaces pour évaluer les maladies vasculaires. En observant l'apparence des membres et en touchant la pulsation des vaisseaux sanguins, la température de la peau et le degré d'œdème, la nature, la gravité et l'étendue de la maladie peuvent être jugées au préalable.

I. Contrôle

1. Observez la couleur de la peau et l'état nutritionnel : Lors de l'inspection, vous devez vous concentrer sur l'observation de la couleur, de la température et de l'état nutritionnel de la peau des membres. Ces changements ont des implications importantes pour les maladies du système artériel, veineux et lymphatique :

(1) Maladie artérielle : la peau du membre affecté apparaît souvent pâle, surtout après avoir soulevé le membre affecté, ce qui indique un apport sanguin artériel insuffisant. L'ischémie à long terme peut entraîner des symptômes de malnutrition tels qu'un amincissement de la peau, une perte de cheveux et un épaississement des ongles. Dans les cas graves, des ulcères ou une gangrène peuvent survenir. Un anévrisme peut apparaître comme un renflement localisé.

(2) **Maladie veineuse :** lorsque le retour veineux est altéré, la peau du membre affecté apparaît souvent pourpre bleuâtre ou rouge foncé, surtout en position debout. La peau peut s'accompagner de pigmentation et de modifications de type eczéma, suggérant une insuffisance veineuse chronique.

(3) **Lésions du système lymphatique :** dans le lymphœdème, un gonflement et des modifications ressemblant à une peau d'orange

peuvent être observés sur la peau, et aux stades ultérieurs, une phénodermie et des gerçures cutanées peuvent survenir.

2. Observer le gonflement des membres et les changements morphologiques

(1) Maladie artérielle : en raison d'un apport sanguin insuffisant, les membres présentent généralement une atrophie et une circonférence réduite.

(2) Maladie veineuse : lorsque le flux sanguin veineux est bloqué, un œdème non concave ou par piqûre peut survenir dans les membres affectés, en particulier dans les membres inférieurs.

(3) Lésions du système lymphatique : le lymphœdème est caractérisé par un épaississement progressif des membres. Au stade précoce, l'œdème peut être concave et, à un stade avancé, il sera non concave et accompagné d'un épaississement cutané.

II. Palpation

1. La palpation des pouls artériels

La palpation est un moyen important d'évaluer le flux sanguin artériel. Les sites de palpation couramment utilisés comprennent les artères ulnaires et radiales, les artères carotides, les artères fémorales, les artères poplitées, les artères dorsales pédieuses et les artères tibiales postérieures :

(1) La pulsation artérielle s'affaiblit ou disparaît : cela indique une obstruction artérielle ou une sténose, courante dans des maladies telles que l'athérosclérose et l'embolie.

(2) Sensation d'artériosclérose : la paroi artérielle peut paraître raide à la palpation, indiquant une artériosclérose.

(3) Pulsation anormale : Une masse dilatée et pulsante peut être palpable lors d'un anévrisme, ce qui doit éveiller la vigilance.

2. Évaluez la température des membres.

Déterminez les changements de température de la peau des membres par palpation, ce qui est utile pour évaluer la circulation sanguine :

(1) Maladie artérielle : la peau de la partie distale du membre affecté apparaît souvent froide, ce qui contraste évidemment avec celle du membre non affecté.

(2) Maladie veineuse : la température cutanée du membre affecté peut être normale ou légèrement supérieure, indiquant une stase du flux sanguin.

(3) Lésions du système lymphatique : la température du membre affecté ne change généralement pas de manière significative, mais de la fièvre peut survenir lorsqu'elle est accompagnée d'une infection.

3. Vérifier

la nature et **l'étendue** de l'œdème à la palpation :

(1) Œdème par piqûre : observé dans les maladies veineuses, laissant des empreintes sur la peau après pressage.

(2) Œdème sans piqûres : observé dans le lymphœdème, il n'y a pas d'indentation évidente après pression et la peau est épaissie.

III. Techniques spéciales de palpation

1. Le test d'Allen

Le test d'Allen est utilisé pour évaluer l'apport sanguin aux artères de la main (artère radiale et artère ulnaire). La méthode est la suivante : le patient serre le poing et le médecin comprime l'artère radiale et l'artère ulnaire. Une fois que la paume devient pâle, relâchez une artère et observez le remplissage sanguin de la paume. Si le remplissage sanguin est lent ou ne se rétablit pas, cela indique que l'artère de ce côté n'a pas suffisamment de sang.

2. Palpation de la thrombose veineuse profonde

Lorsqu'une thrombose veineuse profonde survient dans les membres inférieurs, on retrouve souvent une sensibilité au niveau du mollet et une douleur lors de la pression sur le muscle gastrocnémien. Signe de Homans positif : la douleur au mollet s'aggrave lors de la dorsiflexion du pied.

L'inspection et la palpation sont les éléments essentiels de l'examen physique. Grâce à l'évaluation systématique de l'apparence des membres, de la pulsation artérielle, de la température de la peau et des propriétés de l'œdème, les manifestations caractéristiques des maladies du système vasculaire peuvent être détectées précocement et constituent une base clinique importante pour un diagnostic et traitement ultérieurs.

SECTION 2 : AUSCULTATION

L'auscultation est une partie importante de l'examen physique des maladies chirurgicales vasculaires. En utilisant un stéthoscope pour détecter les bruits anormaux du flux sanguin dans les parties vasculaires, elle peut aider à déterminer la sténose vasculaire, l'obstruction ou les anomalies hémodynamiques. Les résultats de l'auscultation des maladies artérielles et veineuses sont caractéristiques et revêtent une grande importance pour l'analyse de la localisation et de la nature pathologique de la maladie.

I. Auscultation du système artériel

1. Éléments clés de l'auscultation

(1) Artère carotide : Située dans le triangle antérieur du cou, elle constitue un élément important pour évaluer le flux sanguin intracrânien et intracrânien.

(2) Aorte abdominale : Située au-dessus de l'ombilic sur la ligne médiane de l'abdomen, elle est utilisée pour évaluer l'anévrisme ou la sténose de l'aorte abdominale.

(3) Artère fémorale : Située sous le ligament inguinal, elle constitue le point de départ de l'examen artériel des membres inférieurs.

2. Jugement du souffle artériel

(1) Souffle vasculaire : lorsque l'artère est rétrécie, un souffle systolique ou un souffle continu se fera entendre en raison des turbulences générées par le flux sanguin à travers le segment sténosé. L'intensité du souffle est liée au degré de sténose. En cas de sténose sévère, le souffle peut s'affaiblir, voire disparaître.

(2) Souffle d'anévrisme : un souffle continu peut être entendu au niveau du site de l'anévrisme, indiquant une expansion de la paroi artérielle et un flux sanguin local anormal.

(3) Murmure de fistule artérioveineuse : un murmure continu "semblable à une machine" peut être entendu dans la zone de la fistule, accompagné d'un tremblement.

3. L'importance de l'auscultation de l'artère carotide

L'auscultation de l'artère carotide revêt une grande importance pour le diagnostic précoce des maladies cérébrovasculaires.

(1) Un souffle de l'artère carotide à l'auscultation indique la présence possible d'une plaque d'athérosclérose ou d'une sténose de l'artère carotide, et un examen échographique couleur de l'artère carotide plus approfondi est nécessaire.

(2) En cas de sténose ou d'occlusion sévère, le souffle carotidien peut s'affaiblir ou disparaître.

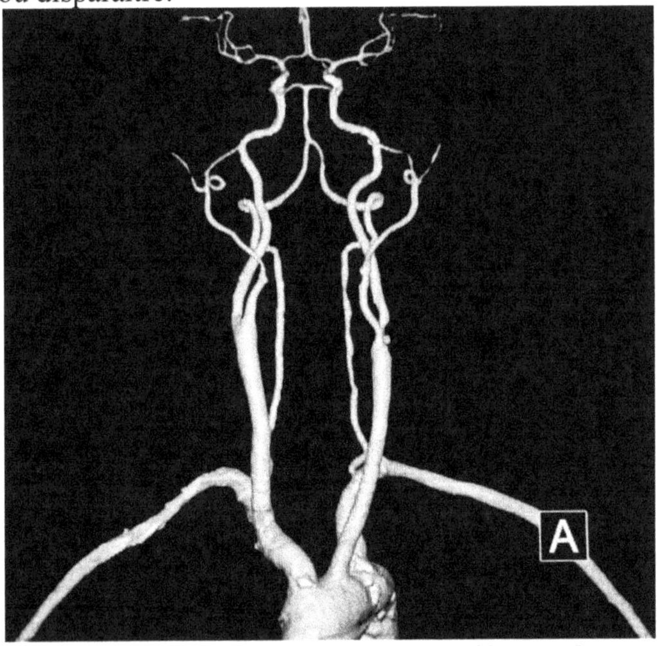

Légende : Sténose de l'artère carotide gauche

II. Auscultation du système veineux

1. Parties applicables de l'auscultation : L'auscultation du système veineux est principalement adaptée à la découverte de fistules artérioveineuses ou de maladies hémodynamiques anormales. Les parties communes comprennent : la zone de la veine fémorale et de la veine poplitée , le souffle veineux de la paroi abdominale indiquant une hypertension portale , la veine sous-clavière et la veine jugulaire interne. veines .

2. Jugement du souffle veineux

(1) Bourdonnement veineux : pendant l'hypertension portale, un bourdonnement veineux peut être entendu dans la zone périombilicale en raison de varices dans la paroi abdominale.

(2) Murmure de fistule artérioveineuse : Un murmure continu se fera entendre au niveau de la fistule artérioveineuse, accompagné d'un tremblement lors de la palpation.

III. Auscultation des vaisseaux sanguins abdominaux

(1) Anévrisme de l'aorte abdominale : un murmure continu se fait entendre dans la zone supraombilicale de la ligne médiane de l'abdomen, accompagné d'une masse pulsée à la palpation.

(2) Sténose de l'artère rénale : un souffle systolique peut être entendu dans la région rénale du côté de la partie supérieure de l'abdomen , indiquant un apport sanguin anormal à l'artère rénale et constitue un indicateur de causes rénovasculaires chez les patients souffrant d'hypertension.

En tant que partie importante de l'examen physique en chirurgie vasculaire, l'auscultation aide principalement à localiser et à caractériser les maladies en jugeant l'existence et la nature des souffles sanguins. Elle est particulièrement importante dans le diagnostic de la sténose artérielle, des fistules artérioveineuses et des lésions vasculaires abdominales. Combinée à d'autres méthodes d'examen physique, l'auscultation peut fournir une base clinique claire pour un examen et un traitement plus approfondi.

SECTION 3 TEST SPÉCIAL

Les tests spéciaux constituent une partie importante de l'examen physique de la chirurgie vasculaire. Ils utilisent des méthodes ciblées pour évaluer l'état fonctionnel des vaisseaux sanguins et aider au diagnostic des maladies du système artériel, veineux et lymphatique. Ces tests sont simples et faciles à réaliser, ont une grande valeur d'application clinique et peuvent fournir des informations sur la localisation de la maladie et sur son fonctionnement.

I. Tests spéciaux pour les maladies artérielles

1. Test de comparaison de la température cutanée : Ce test permet de déterminer l'apport sanguin aux membres. Dans des circonstances normales, la température cutanée des membres bénéficiant d'un bon apport sanguin artériel est normale ; lorsque les artères sont rétrécies ou obstruées, la température cutanée des membres distaux diminue.

(1) Méthode opératoire : Le médecin touche la peau du membre affecté et du membre sain avec sa main pour comparer la différence de température.

(2) Signification clinique : une diminution significative de la température indique un apport sanguin insuffisant au membre affecté, ce qui est fréquent dans l'artériosclérose oblitérante ou la thrombose.

2. Test d'hyperémie réactive : Ce test est utilisé pour évaluer la capacité de restauration du flux sanguin des artères périphériques.

(1) Méthode de fonctionnement : Élevez le membre affecté à 30-45 degrés pendant 1 à 2 minutes, puis abaissez-le rapidement pour ramener le membre en position horizontale et observez les changements de couleur de la peau.

(2) Signification clinique : dans des circonstances normales, les membres reprennent rapidement une couleur rougeâtre ; lorsque l'apport sanguin artériel est insuffisant, la peau devient pâle et le temps de récupération vers une couleur rougeâtre est retardé.

3. Test de Buerger : Ce test est d'une grande valeur pour diagnostiquer l'ischémie artérielle des membres inférieurs.

(1) Méthode opératoire : le patient s'allonge sur le dos, élève le membre affecté à 45 degrés, le maintient pendant 1 à 2 minutes et observe le changement de couleur du membre, puis abaisse le membre en position pied tombant et observe ; la couleur de la peau à nouveau.

(2) Signification clinique : le membre affecté apparaît pâle et devient rapidement rouge après avoir été posé, indiquant un apport sanguin artériel insuffisant au membre inférieur.

II. Tests spéciaux pour les maladies veineuses

1. Signe de Hohmann : Ce test permet de déterminer la thrombose veineuse profonde (TVP) des membres inférieurs.

(1) Méthode opératoire : le patient est allongé sur le dos, et le médecin soulève les membres inférieurs du patient et exerce une dorsiflexion passive du pied pour observer si le patient a des douleurs au mollet.

(2) Signification clinique : Une douleur positive au mollet indique la présence possible d'une thrombose veineuse profonde, mais elle doit être confirmée par d'autres examens.

2. Test de fonction de la valvule de la grande veine saphène (test de Trendelenburg) : Ce test est utilisé pour évaluer le fonctionnement de la valvule de la grande veine saphène en cas d'insuffisance.

(1) Mode opératoire : Le patient s'allonge sur le dos, soulève le membre atteint pour faire diminuer le retour veineux, puis attache la racine de la cuisse avec un garrot, puis fait mettre le patient debout pour observer le remplissage veineux.

(2) Signification clinique : si la veine se remplit rapidement, cela indique une insuffisance valvulaire de la veine saphène.

3. Test de Pratt : Ce test permet de déterminer la perméabilité des veines profondes.

(1) Mode opératoire : Le patient est allongé sur le dos, et le médecin enveloppe le mollet d'un bandage élastique de bas en haut, puis fait tenir le patient debout, puis détend le bandage section par section pour observer le remplissage veineux.

(2) Signification clinique : si les veines se remplissent rapidement après le desserrage du bandage, cela indique que les veines profondes ne sont pas obstruées ; si le remplissage est lent ou limité, cela indique que les veines profondes sont bloquées.

III. Tests spéciaux pour les maladies du système lymphatique

1. Signe de Stemmer : Ce test permet de diagnostiquer le lymphœdème.

(1) Méthode opératoire : Le médecin pince la peau du cou-de-pied du patient avec ses mains.

(2) Signification clinique : dans des circonstances normales, la peau peut être facilement soulevée ; si elle ne peut pas être pincée ou est difficile à soulever, cela indique la présence d'un lymphœdème.

2. Test d'indentation : utilisé pour déterminer la nature de l'œdème. C'est une méthode courante pour distinguer le lymphœdème des autres types d'œdème.

(1) Méthode opératoire : Utilisez vos doigts pour appuyer sur la partie œdémateuse du membre affecté et observez s'il y a des empreintes sur la surface de la peau.

(2) Signification clinique : le lymphœdème est généralement un œdème sans piqûres et aucune empreinte ne sera laissée sur la surface de la peau après pression, tandis que l'œdème veineux se présente souvent sous la forme d'un œdème par piqûres.

IV. Tests spéciaux pour les fistules artérioveineuses

1. Examen des tremblements et du souffle : La zone de fistule artérioveineuse peut être déterminée en palpant le tremblement et en auscultant le souffle.

(1) Méthode opératoire : palpez la zone de la fistule artérioveineuse et observez s'il y a des tremblements, auscultez la zone de la fistule et faites attention au souffle continu « semblable à une machine ».

(2) Signification clinique : des résultats positifs indiquent l'existence d'une fistule artério-veineuse, qui nécessite un examen d'imagerie plus approfondi pour confirmation.

En tant que moyen auxiliaire important pour l'examen chirurgical vasculaire, des tests spéciaux peuvent dépister rapidement les maladies du système artériel, veineux et lymphatique grâce à des méthodes opératoires simples, aider les cliniciens à évaluer initialement l'état fonctionnel vasculaire du patient et fournir une base pour un diagnostic et un traitement ultérieur.

Chapitre 6

Inspection auxiliaire

Le diagnostic et le traitement des maladies de chirurgie vasculaire sont indissociables d'examens auxiliaires précis. Avec le développement continu de la technologie médicale, les méthodes d'examen auxiliaires sont devenues de plus en plus riches et précises, fournissant aux cliniciens des informations détaillées sur la structure anatomique, l'état fonctionnel et les caractéristiques des lésions, améliorant considérablement le taux de diagnostic et l'effet du traitement des maladies. Les examens auxiliaires comprennent principalement les examens d'imagerie, les examens de laboratoire et les évaluations fonctionnelles. Parmi eux, l'examen d'imagerie, en tant que méthode d'examen la plus couramment utilisée en chirurgie vasculaire, peut afficher visuellement la morphologie et les lésions des vaisseaux sanguins et joue un rôle clé dans le diagnostic de la maladie, la planification du traitement et l'évaluation du pronostic.

Les examens d'imagerie couvrent plusieurs domaines tels que l'échographie, la tomodensitométrie, l'IRM et l'angiographie. Différentes méthodes d'imagerie ont leurs propres caractéristiques et conviennent à différents types de maladies vasculaires. L'examen échographique, en tant que méthode d'examen non invasive, économique et en temps réel, est un outil important pour le dépistage préliminaire des maladies vasculaires, tandis que la tomodensitométrie et l'IRM ont une résolution plus élevée et des capacités d'imagerie tridimensionnelle, et peuvent afficher clairement les détails des maladies vasculaires. Lésions. L'angiographie, en tant que « gold standard », a une valeur irremplaçable dans le diagnostic et le traitement interventionnel des lésions complexes.

Les examens de laboratoire sont principalement utilisés pour évaluer l'état systémique du patient et des indicateurs spécifiques, notamment la routine sanguine, la fonction de coagulation, les marqueurs inflammatoires et les indicateurs biochimiques sanguins, etc., qui sont particulièrement importants dans les maladies thrombotiques et les maladies vasculaires inflammatoires. L'examen fonctionnel évalue principalement l'état fonctionnel des vaisseaux sanguins par la mesure de la pression, l'analyse du flux sanguin et d'autres méthodes, telles que l'indice cheville-brachial (ABI) et la pression partielle transcutanée d'oxygène (TcPO2).

Ce chapitre présentera en détail l'application des examens d'imagerie, des examens de laboratoire et des évaluations fonctionnelles dans les maladies de chirurgie vasculaire, dans le but d'aider les cliniciens à choisir des méthodes d'examen raisonnables et à améliorer le diagnostic et les effets du traitement des maladies.

Section 1 Examen d'imagerie

L'examen d'imagerie est un outil important en chirurgie vasculaire. Grâce à de multiples méthodes telles que l'échographie, le CTA, l'ARM et le DSA, il peut évaluer de manière exhaustive l'anatomie et les lésions vasculaires, fournissant ainsi une base précise pour le diagnostic et le traitement cliniques. Les cliniciens doivent sélectionner rationnellement les méthodes d'examen d'imagerie en fonction des caractéristiques de la maladie, de l'état du patient et des objectifs de l'examen afin d'optimiser les effets du diagnostic et du traitement.

I. Échographie vasculaire

1. Examen par échographie Doppler

Il s'agit de la méthode d'examen non invasive la plus utilisée en pratique clinique et convient au dépistage et au diagnostic des maladies artérielles et veineuses.

(1) Méthode de fonctionnement : utilisez une sonde haute fréquence pour scanner les vaisseaux sanguins et combinez le Doppler couleur et l'analyse spectrale pour évaluer la direction, la vitesse et la sténose vasculaire du flux sanguin.

(2) Signification clinique : il peut être utilisé pour diagnostiquer l'occlusion artérioscléreuse, l'anévrisme, la thrombose veineuse profonde et l'insuffisance veineuse. Il peut afficher clairement la vitesse du flux sanguin et aider à déterminer les changements hémodynamiques. Par exemple, un flux sanguin accéléré indique une sténose vasculaire.

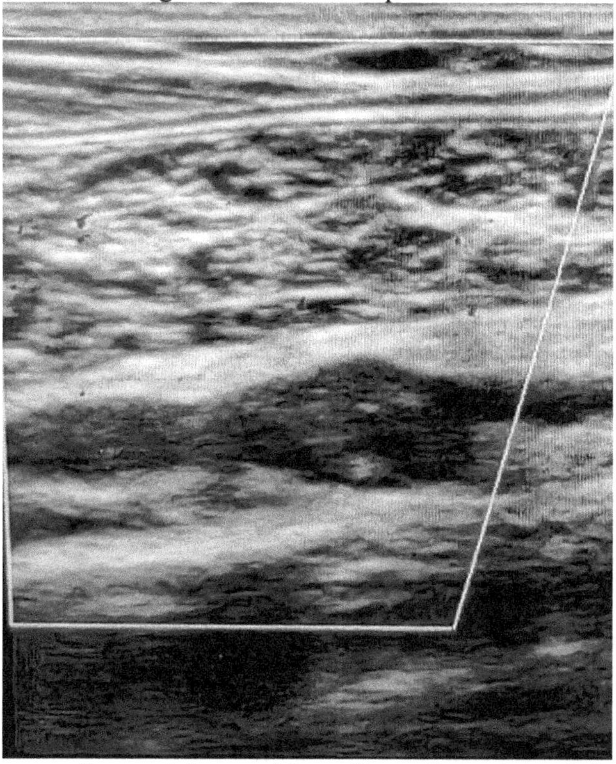

Remarque : Image échographique d'une thrombose de la veine poplitée

2. Échographie intravasculaire (IVUS)

L'IVUS est une méthode d'examen mini-invasive qui permet d'obtenir une imagerie en temps réel de la paroi et de la lumière des vaisseaux sanguins en plaçant une sonde à ultrasons dans le vaisseau sanguin.

(1) Méthode de fonctionnement : Envoyez la sonde à ultrasons dans le vaisseau sanguin cible à travers le cathéter pour obtenir des images détaillées de la section transversale et de la lumière du vaisseau sanguin.

(2) Importance clinique : l'IVUS peut évaluer avec précision l'épaisseur de la paroi des vaisseaux sanguins, la nature de la plaque et le degré de sténose, et est souvent utilisé pour l'évaluation des lésions et le jugement des résultats postopératoires lors d'une chirurgie interventionnelle vasculaire.

II. Angiographie CT (CTA)

1. Principes et méthodes d'examen

CTA est une méthode d'examen d'imagerie qui utilise la tomodensitométrie en spirale combinée à l'injection intraveineuse d'un agent de contraste pour scanner rapidement la zone des vaisseaux sanguins et reconstruire une image tridimensionnelle.

(1) Méthode de fonctionnement : le patient reçoit une injection d'agent de contraste iodé par voie intraveineuse, une tomodensitométrie en spirale multi-coupes est utilisée pour numériser rapidement la zone cible et la structure tridimensionnelle du vaisseau sanguin est reconstruite grâce à une technologie de post-traitement.

(2) Avantages : La vitesse d'imagerie est rapide, la résolution de l'image est élevée et les détails de la paroi, de la lumière et des lésions des vaisseaux sanguins peuvent être clairement affichés.

2. Application clinique

(1) Maladie artérielle : le CTA est largement utilisé dans le diagnostic des anévrismes, de la dissection artérielle et de l'artériosclérose oblitérante, et peut évaluer avec précision l'emplacement, l'étendue et la gravité des lésions.

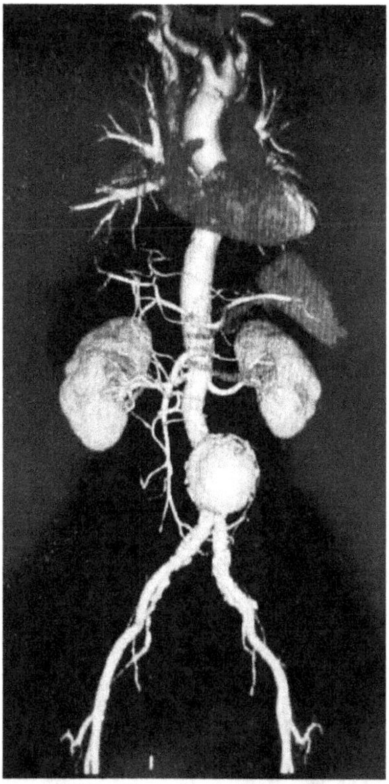

Remarque : image CTA d'un anévrisme de l'aorte abdominale

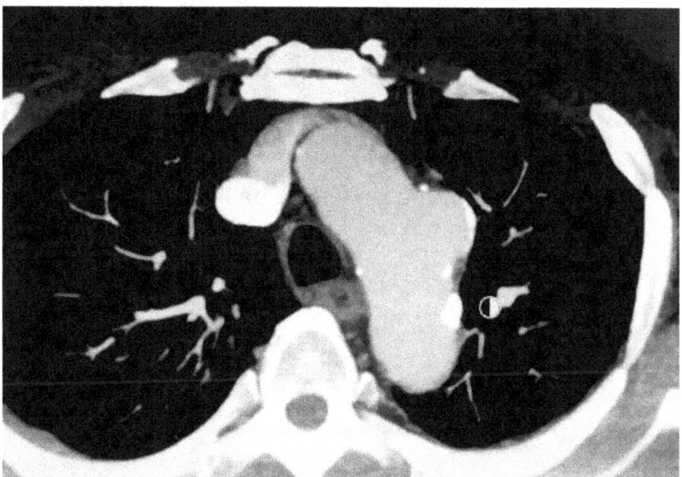

Remarque : image CTA d'un anévrisme de la crosse aortique

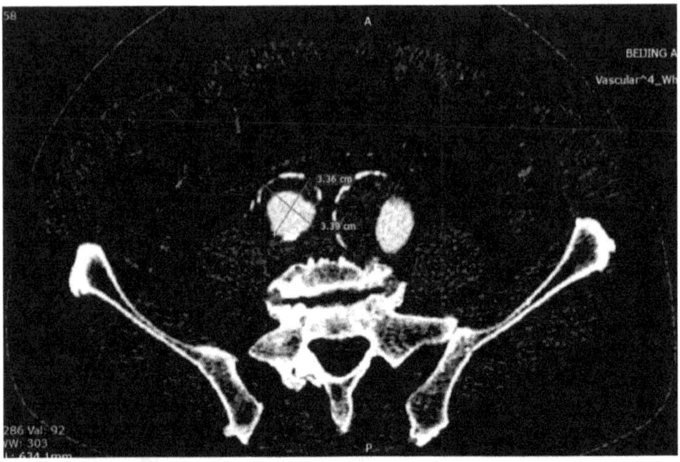

Remarque : image CTA d'un anévrisme biiliaque

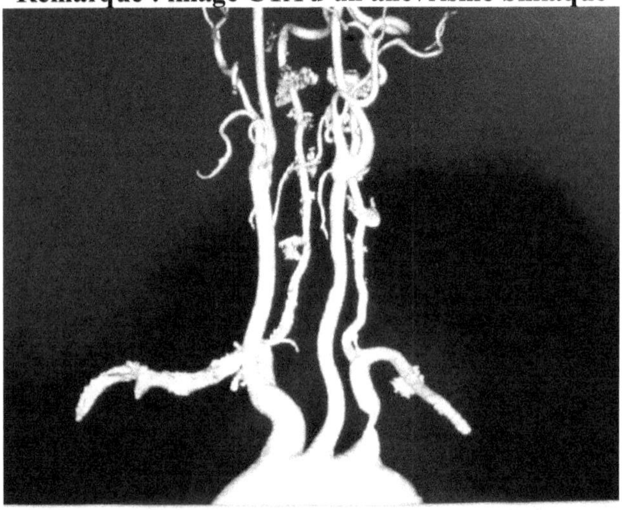

Remarque : image CTA de la sténose de l'artère sous-clavière gauche

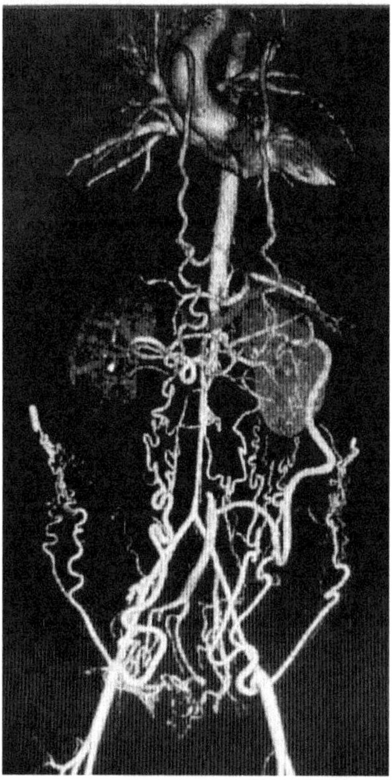

Remarque : image CTA de l'occlusion de l'aorte abdominale

(2) Maladies veineuses : le CTA peut être utilisé pour évaluer la thrombose veineuse profonde et les malformations veineuses, mais par rapport à l'échographie, le CTA est moins utilisé dans les maladies veineuses.

(3) Évaluation préopératoire : le CTA est souvent utilisé pour la localisation des lésions et la planification du plan chirurgical avant la chirurgie vasculaire, comme la classification des anévrismes et la conception du chemin de réparation endovasculaire.

III. Angiographie par résonance magnétique (ARM)

1. Principes et méthodes d'examen

L'ARM utilise la technologie d'imagerie par résonance magnétique pour évaluer la structure vasculaire et le flux sanguin grâce à des méthodes non invasives.

(1) Méthode opératoire : les patients subissent un balayage par résonance magnétique, combiné à une injection de contraste ou à une technologie non améliorée, pour obtenir des images tridimensionnelles des vaisseaux sanguins.

(2) Avantages : Pas de rayonnement, capable d'afficher l'anatomie vasculaire et la structure des tissus mous, particulièrement adapté aux patients allergiques aux agents de contraste iodés.

2. Application clinique

(1) Maladie artérielle : l'ARM est d'une grande valeur dans le diagnostic des anévrismes intracrâniens, de la sténose artérielle périphérique et de la dissection, en particulier dans l'imagerie des structures artérielles complexes.

(2) Maladies veineuses : l'ARM peut être utilisée pour évaluer la thrombose veineuse et les malformations veineuses et aider à formuler des plans de traitement.

(3) Applications spéciales : MRA convient au suivi à long terme des patients atteints de maladie artérielle afin d'éviter les risques de rayonnement.

IV. Angiographie

1. Angiographie numérique par soustraction (DSA)

Le DSA est la « référence » traditionnelle en matière d'imagerie vasculaire. Un cathéter est inséré dans un vaisseau sanguin et un agent de contraste est injecté pour obtenir des images de vaisseau sanguin à haute résolution.

(1) Méthode opératoire : sous anesthésie locale, un cathéter est inséré dans l'artère fémorale ou l'artère radiale, l'agent de contraste est injecté dans le vaisseau sanguin cible et des radiographies sont prises.

(2) Signification clinique : le DSA peut afficher de manière dynamique la structure anatomique et le flux sanguin des lésions vasculaires, et convient au diagnostic de la sténose artérielle, des anévrismes et des malformations artérioveineuses, et a également la fonction de traitement interventionnel.

2. Application clinique

La DSA n'est pas seulement utilisée pour diagnostiquer les lésions vasculaires, mais elle est également largement utilisée dans les traitements interventionnels, tels que l'angioplastie transluminale percutanée (PTA) et l'implantation de stents. C'est un moyen important de combiner traitement et diagnostic.

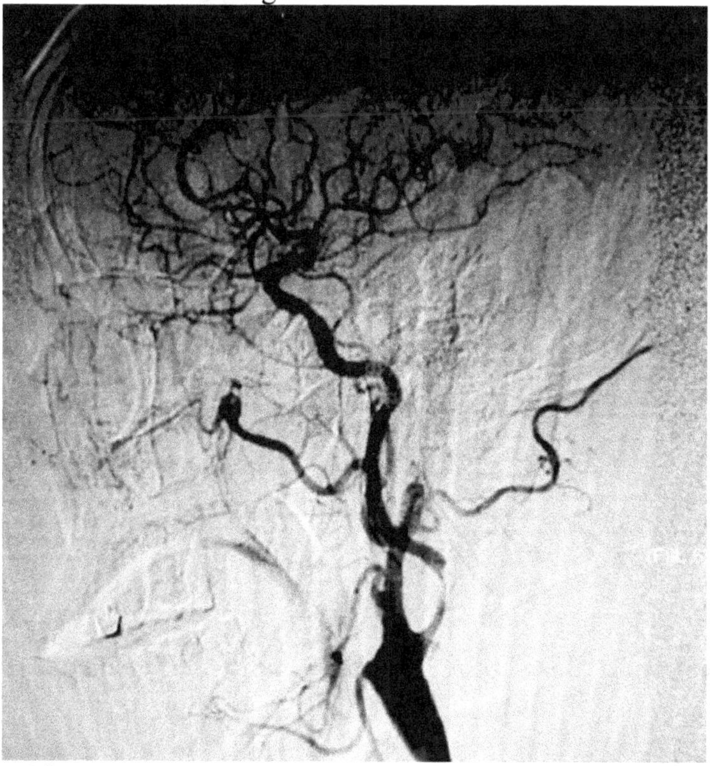

Légende : Image DSA d'une sténose de l'artère carotide

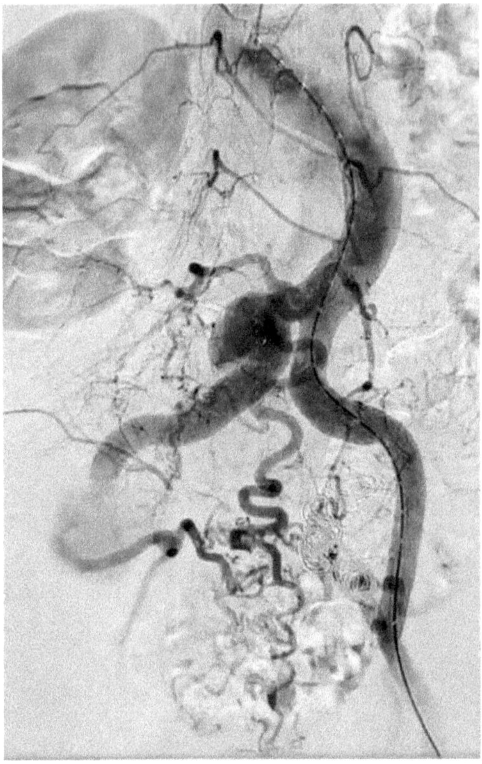

Remarque : image DSA d'un anévrisme de l'artère iliaque commune droite

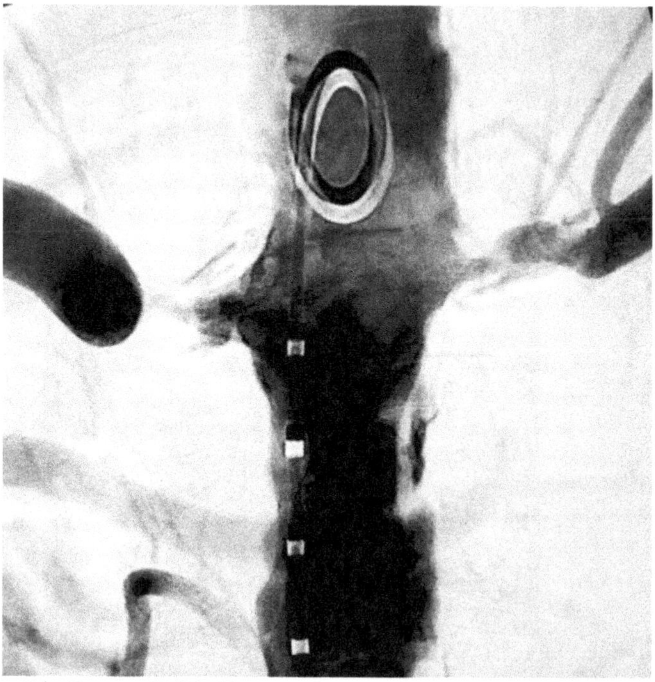

Légende : Image DSA d'une sténose bilatérale de l'artère rénale

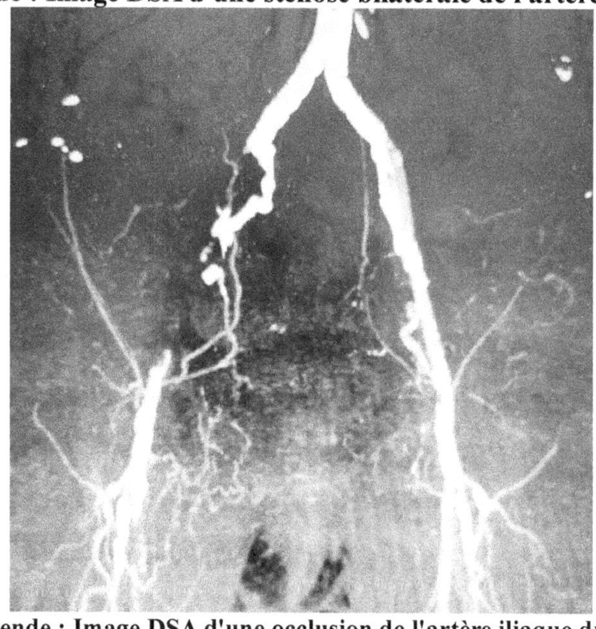

Légende : Image DSA d'une occlusion de l'artère iliaque droite

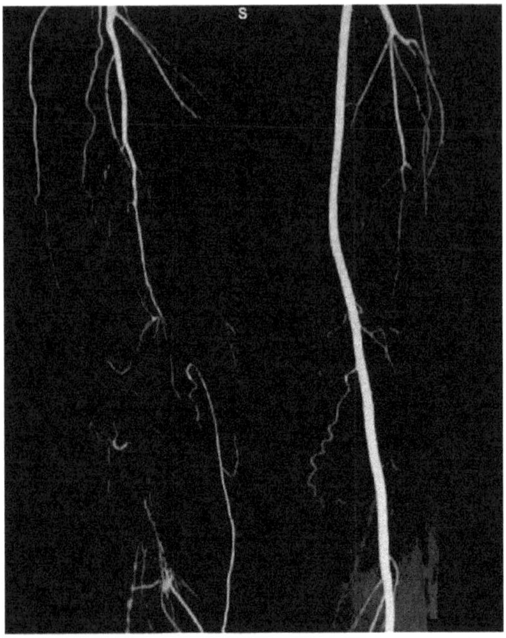

Remarque : image DSA d'une embolie artérielle du membre inférieur droit

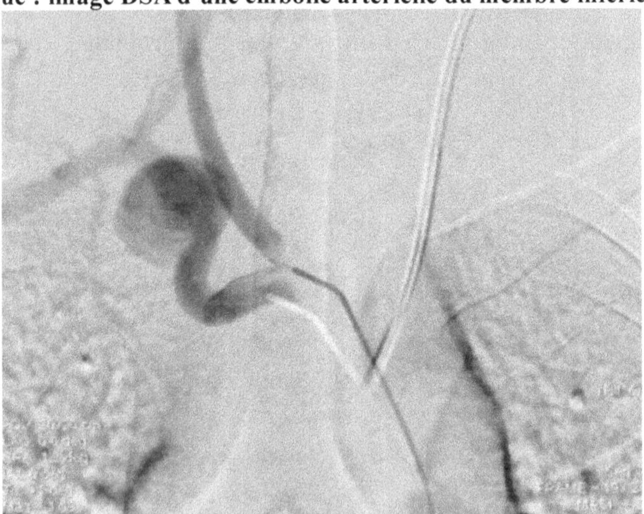

Légende : Image DSA d'un anévrisme de l'artère sous-clavière droite

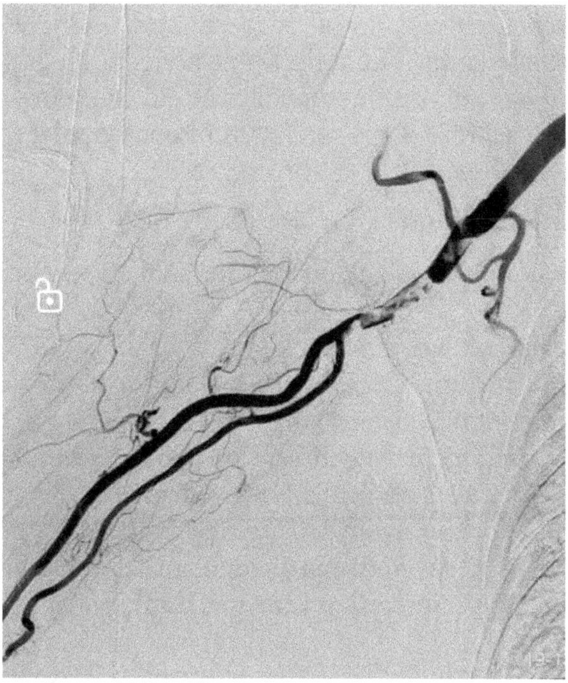

Remarque : image DSA d'une embolie de l'artère fémorale droite

SECTION 2 VÉRIFICATION FONCTIONNELLE

L'examen fonctionnel est un maillon essentiel dans le diagnostic et l'évaluation des maladies chirurgicales vasculaires. Il évalue principalement l'état fonctionnel réel des vaisseaux sanguins à travers une série de tests et de méthodes d'inspection, notamment l'hémodynamique, la perméabilité vasculaire et l'apport sanguin local. Ces examens sont non invasifs ou peu invasifs et peuvent constituer une base importante pour le diagnostic clinique, la surveillance de la maladie et la formulation d'un plan de traitement.

I. Mesure de l'indice cheville-brachial (ABI)

1.Définition et méthode

L'indice cheville-brachial (ABI) est un indicateur important pour évaluer la maladie artérielle périphérique. Il reflète l'apport sanguin artériel des membres inférieurs en comparant la pression artérielle systolique de la cheville et de l'humérus. Pendant la mesure, le patient a été placé en décubitus dorsal et la pression artérielle systolique de l'artère brachiale et de l'artère tibiale postérieure ou de l'artère dorsale du pied au niveau de la cheville a été mesurée à l'aide d'un sphygmomanomètre et d'une sonde à ultrasons Doppler respectivement.

Signification clinique

(1) Plage normale : la valeur ABI normale est comprise entre 0,9 et 1,3.

(2) Performances anormales :

ABI <0,9 : indique une sténose ou une occlusion de l'artère des membres inférieurs.

ABI <0,5 : indique une insuffisance artérielle sévère, fréquente dans les maladies artérielles périphériques avancées.

ABI>1,3 : Il peut y avoir de l'artériosclérose, ce qui provoque une raideur de la paroi des vaisseaux sanguins et la pression artérielle ne peut pas refléter avec précision l'état réel du flux sanguin.

II. Mesure du débit sanguin par échographie Doppler

1.Principes et méthodes

La débitmétrie par ultrasons Doppler analyse la vitesse et la direction du flux sanguin grâce à l'effet Doppler et est largement utilisée dans l'évaluation fonctionnelle des maladies veineuses et artérielles. Pendant l'examen, le patient prend une position appropriée, utilise la sonde à ultrasons pour glisser dans la direction du vaisseau sanguin cible et observe le flux sanguin à travers des images couleur ou spectrales.

2.Application clinique

(1) Évaluation du flux sanguin artériel ① Identifiez l'emplacement et le degré de sténose vasculaire. ②Évaluer l'établissement de la circulation collatérale après occlusion artérielle.

(2) Évaluation de la fonction veineuse ① Détecter l'insuffisance valvulaire veineuse, telle qu'un flux sanguin régurgitant. ② Diagnostiquer la thrombose veineuse profonde et l'obstruction du flux sanguin.

3. Avantages et limites

L'échographie Doppler présente les avantages d'une observation dynamique non invasive et en temps réel, mais elle nécessite un niveau technique élevé de la part de l'examinateur et un haut niveau de coopération du patient.

III. Mesure de la pression partielle transcutanée d'oxygène ($TcPO_2$)

1. Principe de vérification

La pression transcutanée d'oxygène ($TcPO_2$) mesure la pression partielle d'oxygène des tissus locaux via une sonde de surface cutanée, qui reflète indirectement la perfusion microcirculatoire et l'apport d'oxygène aux tissus. Souvent utilisé pour évaluer l'état d'oxygénation chez les patients atteints d'ischémie chronique des membres.

Signification clinique

(1) Valeur normale : la pression partielle normale d'oxygène dans la peau est d'environ 40 à 60 mmHg.

(2) Performances anormales :

$TcPO_2$ <30 mmHg : Cela indique un apport insuffisant d'oxygène aux tissus et une possible ischémie cliniquement significative.

$TcPO_2$ <20 mmHg : Fréquent dans les ischémies sévères des membres, indiquant un risque plus élevé d'amputation.

3. Champ d'application ① Évaluation de l'état et surveillance de l'efficacité des patients atteints de maladie artérielle périphérique. ②Prédiction de la capacité de cicatrisation des plaies chroniques.

IV. Mesure du temps de remplissage veineux

1. Méthode de contrôle

Le temps de remplissage veineux est utilisé pour observer la vitesse de retour du sang veineux et évaluer la fonction de la valvule veineuse en modifiant la position du patient. Le patient alterne entre les positions debout et couchée, et on observe le remplissage des veines superficielles du mollet.

2.Application clinique

(1) Valeur normale : le temps de remplissage veineux est généralement de 15 à 30 secondes.

(2) Performances anormales :

Temps de remplissage raccourci (<15 secondes) : indique une insuffisance valvulaire veineuse, fréquente dans les varices.

Temps de remplissage prolongé : possibilité de thrombose veineuse ou d'obstruction du flux sanguin.

Les examens fonctionnels jouent un rôle important en chirurgie vasculaire clinique, car ils peuvent refléter de manière plus intuitive les fonctions dynamiques et les changements pathologiques des vaisseaux sanguins. Les cliniciens doivent choisir des méthodes d'examen appropriées en fonction des conditions spécifiques du patient, combiner les résultats de l'imagerie et de l'examen physique et évaluer de manière exhaustive l'état de la fonction vasculaire du patient afin de fournir une base scientifique pour un traitement ultérieur.

SECTION 3 EXAMEN DE LABORATOIRE

L'examen en laboratoire est un moyen auxiliaire important pour le diagnostic et l'évaluation des maladies chirurgicales vasculaires. Il reflète l'état physiopathologique des patients à travers l'hématologie, la biochimie, la fonction de coagulation et d'autres indicateurs, et constitue une base essentielle pour le diagnostic de la maladie, le diagnostic différentiel et l'évaluation de l'efficacité. Différents types de maladies vasculaires présentent des changements anormaux caractéristiques dans les tests de laboratoire.

I. Tests sanguins de routine

1. Routine de sang

L'analyse sanguine de routine est l'analyse de laboratoire la plus élémentaire. Elle évalue l'état de base du système sanguin à l'aide d'indicateurs tels que la numération des globules rouges, des globules blancs et des plaquettes.

(1) Indicateurs d'anémie : Chez les patients présentant un apport sanguin artériel insuffisant, une ischémie chronique à long terme peut entraîner une anémie, qui se manifeste par une diminution du nombre d'hémoglobine et de globules rouges.

(2) Nombre élevé de globules blancs : Les patients présentant une thrombose artérielle aiguë, une inflammation artérielle et une thrombose veineuse profonde sont souvent accompagnés d'un nombre élevé de globules blancs, indiquant la présence d'une réponse inflammatoire dans le corps.

(3) Anomalies plaquettaires : Une augmentation du nombre de plaquettes peut être observée en cas de thrombose ou de certaines maladies du système sanguin, indiquant que le patient a un état d'hypercoagulabilité et augmente le risque d'embolie vasculaire.

2. Indicateurs d'inflammation

(1) Protéine C-réactive (CRP) : La CRP est un indicateur sensible de la réponse inflammatoire. Les patients atteints de maladies vasculaires inflammatoires telles que l'artérite et la thrombophlébite présentent souvent une CRP élevée.

(2) Vitesse de sédimentation des érythrocytes (VS) : la VS est élevée dans des conditions pathologiques telles que l'inflammation et l'infection vasculaires, et a une valeur diagnostique en particulier chez les patients atteints de vascularite systémique (telle que l'artérite à cellules géantes).

II. Test de la fonction de coagulation

1. Routine de coagulation

Les tests de la fonction de coagulation comprennent le temps de prothrombine (PT), le temps de céphaline activée (APTT), les taux de fibrinogène et de D-dimères, qui sont principalement utilisés pour évaluer la thrombose et les anomalies de la coagulation.

(1) PT et A PTT anormaux : cela indique que le patient peut présenter un dysfonctionnement de la coagulation, ce qui est courant en cas de thrombose veineuse profonde ou de surveillance pendant le traitement anticoagulant.

(2) D- dimères élevés : les D-dimères sont un produit de dégradation de la fibrine. Des niveaux élevés indiquent une thrombose et une activité fibrinolytique accrue. Il est souvent utilisé pour le dépistage et le diagnostic de la thrombose veineuse profonde (TVP) et de l'embolie pulmonaire.

2. Mesure de la fonction plaquettaire

Une fonction anormale d'agrégation plaquettaire est fréquente chez les patients atteints d'une maladie vasculaire. Une agrégation plaquettaire excessive indique que le patient présente un état d'hypercoagulabilité, ce qui augmente le risque de thrombose artérielle, tandis qu'une faible fonction plaquettaire peut entraîner des tendances hémorragiques.

III. Examen biochimique

1. Analyse des lipides sanguins

La dyslipidémie est un facteur de risque important de l'athérosclérose et l'analyse des lipides sanguins comprend le cholestérol total (TC), les lipoprotéines de basse densité (LDL-C), les lipoprotéines de haute densité (HDL-C) et les triglycérides (TG).

(1) Lipoprotéines de basse densité élevées : c'est un facteur clé de l'athérosclérose. Les patients présentant une sténose artérielle et une occlusion sont souvent accompagnés d'une élévation du LDL-C.

(2) Réduction des lipoprotéines de haute densité : le HDL-C a un effet anti-athérosclérotique et sa réduction peut accélérer la progression des lésions vasculaires.

2. Glycémie et hémoglobine glycosylée

L'hyperglycémie à long terme est une cause importante de maladie vasculaire diabétique. L'hémoglobine glyquée (HbA1c) reflète le contrôle de la glycémie du patient au cours des trois derniers mois. Les patients diabétiques sont sujets aux maladies artérielles périphériques et une glycémie anormale doit être utilisée comme indicateur de dépistage de routine.

3. Fonction rénale et électrolytes

Une fonction rénale anormale peut aggraver la vasculopathie, en particulier chez les patients souffrant d'artériosclérose ou d'hypertension. La détection des niveaux d'azote uréique sanguin

(BUN), de créatinine (Cr) et d'électrolytes peut aider à évaluer le fonctionnement systémique des organes et les complications des maladies vasculaires.

IV. Immunologie et autres examens spéciaux

1. Détection des anticorps auto-immuns

Pour les patients présentant une inflammation vasculaire, telle qu'une vascularite systémique et des lésions vasculaires provoquées par des maladies du tissu conjonctif, l'examen immunologique revêt une grande importance.

(1) Anticorps antinucléaires (ANA) : Indique des maladies auto-immunes telles que le lupus érythémateux disséminé.

(2) Anticorps antineutrophiles cytoplasmiques (ANCA) : utilisés pour diagnostiquer les vascularites des petits vaisseaux, telles que la granulomatose avec polyangéite.

2. Enzymes musculaires et marqueurs cardiaques

Dans la nécrose ischémique des membres ou le syndrome coronarien aigu provoqué par une occlusion artérielle aiguë, les taux de créatine kinase (CK), d'isoenzyme de créatine kinase (CK-MB) et de troponine (TnI , TnT) peuvent augmenter.

Les examens de laboratoire évaluent de manière exhaustive l'état hématologique, la fonction de coagulation et les anomalies métaboliques du patient grâce à de multiples indicateurs, aidant ainsi les cliniciens à poser un diagnostic clair, à juger de la gravité de la maladie et à prédire le pronostic. Pour les patients en chirurgie vasculaire, les résultats des tests de laboratoire doivent être combinés avec des tests d'imagerie, des tests fonctionnels, etc. pour évaluer de manière globale l'apparition, le développement et l'effet du traitement de la maladie.

Chapitre 7

Traitement pour améliorer le mode de vie

L'amélioration du mode de vie est une base importante pour le traitement des maladies chirurgicales vasculaires, en particulier chez les patients atteints d'athérosclérose, de maladie veineuse et de lymphœdème chronique. En ajustant les mauvaises habitudes et en optimisant les comportements quotidiens, le risque de maladie peut être efficacement réduit. de la maladie et améliorer l'efficacité du traitement. De nombreuses preuves médicales fondées sur des preuves montrent que le tabagisme, un régime alimentaire riche en graisses, le manque d'exercice et un stress psychologique excessif sont les principaux facteurs de risque de maladies vasculaires. L'amélioration de ces modes de vie aidera non seulement à restaurer la santé des vaisseaux sanguins, mais également à prévenir leur apparition. survenue d'événements cardiovasculaires et cérébrovasculaires.

Le cœur du traitement du style de vie comprend les aspects suivants : arrêt du tabac, alimentation saine, exercice régulier, gestion du poids et ajustement psychologique. Le tabagisme est étroitement lié aux maladies vasculaires. L'arrêt du tabac est la principale mesure pour améliorer la fonction vasculaire et réduire le risque de thrombose. Un régime alimentaire raisonnable peut aider à contrôler les taux de lipides sanguins et de sucre dans le sang et à prévenir l'aggravation de l'artériosclérose. L'élasticité et favoriser la circulation périphérique ; La gestion de la santé mentale ne peut être ignorée car elle peut aider à réduire la réponse au stress chronique du corps. De plus, le respect à long terme de bonnes habitudes de vie est la clé pour consolider les effets du traitement et réduire les récidives.

Ce chapitre abordera en détail tous les aspects de l'amélioration du mode de vie, y compris les dangers du tabagisme et les conseils pour arrêter de fumer, les suggestions alimentaires raisonnables, les principes de thérapie par l'exercice et de gestion de la santé mentale, etc., afin de fournir des conseils scientifiques et systématiques aux patients atteints de maladies vasculaires. et les aider à parvenir à une gestion globale de la santé.

SECTION 1 : LES DANGERS DU TABAGISME ET DES CONSEILS POUR ARRÊTER DE FUMER

I. Les méfaits du tabagisme sur la santé vasculaire

1. Tabagisme et athérosclérose

Le tabagisme est l'un des facteurs de risque importants de l'athérosclérose. Les substances nocives telles que la nicotine, le goudron et le monoxyde de carbone contenus dans le tabac endommagent directement les cellules endothéliales vasculaires, favorisent les réactions inflammatoires et accélèrent la formation de plaques artérioscléreuses. Des études ont montré que les fumeurs courent un risque significativement accru de sténose et d'occlusion des artères coronaires, carotides et périphériques.

2. L'effet du tabagisme sur la viscosité du sang

Le tabagisme peut provoquer une fonction plaquettaire anormale et augmenter l'adhésion et l'agrégation des plaquettes, favorisant ainsi la thrombose. En outre, le tabagisme peut également augmenter la viscosité du sang, affecter la perfusion microcirculatoire et augmenter le risque de maladies artérielles occlusives (telles que la maladie artérielle occlusive périphérique).

3. Tabagisme et dysfonctionnement vasculaire

La nicotine peut provoquer un vasospasme, entraînant une augmentation de la résistance vasculaire et une réduction du flux sanguin, en particulier chez les patients atteints d'artériosclérose, le vasospasme peut aggraver les symptômes ischémiques. En outre, le tabagisme est également associé à une intoxication au monoxyde de carbone, qui réduit la capacité de transport d'oxygène de l'hémoglobine et aggrave encore l'hypoxie tissulaire.

II. Avantages d'arrêter de fumer

1. Amélioration de la fonction des vaisseaux sanguins

Après avoir arrêté de fumer, la fonction des cellules endothéliales vasculaires se rétablit progressivement, l'hémodynamique s'améliore et l'élasticité des vaisseaux sanguins augmente, réduisant ainsi efficacement le développement de l'athérosclérose. L'arrêt du tabac à court terme peut réduire la fréquence des vasospasmes et améliorer les symptômes ischémiques.

2. Risque réduit de caillots sanguins

L'arrêt du tabac réduit considérablement l'agrégation plaquettaire et réduit le risque de formation de caillots sanguins, réduisant ainsi le risque d'occlusion artérielle et de thromboembolie veineuse. Des études montrent qu'un an après avoir arrêté de fumer, l'incidence des événements liés aux caillots sanguins diminue considérablement.

3. Bienfaits pour la santé de tout le corps

Arrêter de fumer est non seulement bénéfique pour la santé vasculaire, mais améliore également la fonction cardio-pulmonaire et réduit l'incidence des maladies coronariennes, des accidents vasculaires cérébraux et des maladies artérielles périphériques. De plus, arrêter de fumer peut réduire l'irritation des voies respiratoires causée par le goudron et les substances nocives et améliorer les symptômes de la maladie pulmonaire obstructive chronique.

III. Principes directeurs pour arrêter de fumer

1. Élaborer un plan individualisé d'abandon du tabac

L'abandon du tabac nécessite la formulation d'un plan individualisé adapté à la situation du patient, en tenant compte de ses antécédents de tabagisme, de sa motivation à arrêter de fumer et de son état psychologique, et la mise en œuvre progressive du plan d'abandon du tabac. Dans les premiers stades de l'arrêt du tabac, vous pouvez choisir la méthode progressive pour réduire progressivement le nombre de cigarettes que vous fumez chaque jour et, à terme, atteindre l'objectif d'arrêter complètement de fumer.

2. Arrêt du tabac assisté par des médicaments

Pour les gros fumeurs, compter uniquement sur la volonté pour arrêter de fumer a un effet limité, et le traitement médicamenteux peut améliorer considérablement le taux de réussite pour arrêter de fumer. Les médicaments couramment utilisés comprennent :

(1) Thérapie de remplacement de la nicotine (TRN) : Fournit une petite quantité de nicotine sous forme de patchs à la nicotine, de chewing-gum, etc. pour soulager les symptômes de sevrage et aider progressivement les patients à se débarrasser de leur dépendance au tabac.

(2) Médicaments pour arrêter de fumer : tels que la varénicline, le bupropion, etc., peuvent réduire efficacement l'envie de fumer et réduire le risque de rechute.

3. Soutien psychologique et intervention comportementale

Le soutien psychologique est une garantie importante pour un sevrage tabagique réussi. Les médecins doivent établir une relation de confiance avec les patients, les encourager et les guider, et les aider à acquérir la confiance nécessaire pour arrêter de fumer. En outre, la thérapie cognitivo-comportementale (TCC) et d'autres méthodes sont utilisées pour aider les patients à faire face aux symptômes de sevrage et aux déclencheurs de rechute, et à renforcer les effets à long terme de l'arrêt du tabac.

IV. Prise en charge à long terme du sevrage tabagique

L'abandon du tabac est un processus à long terme et les patients nécessitent un suivi et une supervision continus pour éviter les rechutes. Effectuez régulièrement des évaluations de la fonction vasculaire pour comprendre les améliorations de la santé après avoir arrêté de fumer et renforcez la motivation des patients à arrêter de fumer grâce à des commentaires positifs. Dans le même temps, les membres de la famille et les systèmes de soutien social jouent également un rôle important dans le processus d'arrêt du tabac, en encourageant les patients à persister dans leur arrêt du tabac et en consolidant les effets du traitement.

Le tabagisme est un facteur de risque important de maladies chirurgicales vasculaires, et arrêter de fumer est d'une grande importance pour améliorer la santé vasculaire, réduire le risque de thrombose et améliorer la qualité de vie. Grâce à des mesures globales telles que des plans individualisés d'abandon du tabac, un traitement médicamenteux et une intervention psychologique et comportementale, nous aidons les patients à arrêter de fumer avec succès et, à terme, à atteindre les objectifs de prévention et de traitement des maladies vasculaires.

SECTION 2 ALIMENTATION SAINE ET THÉRAPIE PAR L'EXERCICE

I. Principes et mise en œuvre d'une alimentation saine

Une alimentation saine est un élément important de l'amélioration du mode de vie des patients atteints de maladies chirurgicales vasculaires. Son objectif principal est de contrôler les lipides sanguins, la glycémie et le poids, de prévenir et de retarder la progression de l'artériosclérose et d'améliorer la fonction endothéliale vasculaire.

1. Principes de base d'une alimentation saine

(1)Régime pauvre en graisses et en cholestérol : limiter la consommation d'acides gras saturés et de cholestérol, réduire la consommation d'aliments riches en graisses comme la viande grasse, les abats animaux, les produits laitiers entiers, etc., et augmenter la l'apport d'acides gras insaturés, tels que l'huile d'olive, les acides gras oméga-3 contenus dans les poissons d'eau profonde ont des effets anti-inflammatoires, antithrombotiques et améliorent les taux de lipides sanguins.

(2) Régime riche en fibres : Augmenter la consommation de fibres alimentaires, comme les céréales complètes, les légumes et les fruits, peut aider à réduire le taux de cholestérol sanguin, à améliorer la santé intestinale et à augmenter la sensation de satiété, ce qui est bénéfique pour le contrôle du poids.

(3)Régime pauvre en sel : Réduire l'apport quotidien en sel doit être contrôlé en dessous de 6 g pour éviter l'hypertension artérielle causée par un régime riche en sodium et réduire la charge sur les vaisseaux sanguins.

(4) Contrôler l'apport calorique total : Ajuster l'apport calorique quotidien total en fonction de l'état métabolique et de l'état pondéral du patient pour éviter un apport excessif pouvant provoquer l'obésité et augmenter le risque de maladie vasculaire.

2. Optimisation de la structure alimentaire

Bien assortir les types d'aliments est un moyen important d'avoir une alimentation saine. Le régime méditerranéen et le régime DASH (Dietary Approaches to Prevent Hypertension) sont recommandés et comprennent :

(1)Apport en protéines de haute qualité : Choisissez du poisson, des viandes maigres, des œufs, des haricots et des produits laitiers faibles en gras, et réduisez votre consommation de viande rouge.

(2) Légumes et fruits diversifiés : apport quotidien de 300 à 500 g de légumes et 200 à 350 g de fruits pour assurer suffisamment de vitamines, de minéraux et de fibres alimentaires.

(3) Des quantités appropriées d' aliments à grains entiers : comme l'avoine, le riz brun, le pain de blé entier, etc., au lieu de nouilles de riz raffinées, pour aider à stabiliser la glycémie et à améliorer les lipides sanguins.

(4) Habitudes de consommation saines : Il est recommandé de boire de l'eau bouillie et d'éviter les boissons riches en sucre et les boissons contenant trop de caféine.

II. Mise en œuvre et précautions de la thérapie par l'exercice

Une thérapie par l'exercice scientifique et raisonnable peut aider à améliorer la santé des vaisseaux sanguins, à augmenter l'élasticité des vaisseaux sanguins, à favoriser la circulation périphérique et à contrôler le poids, à abaisser la tension artérielle et à améliorer les troubles métaboliques.

1. Principes de base de la thérapie par l'exercice

(1) Formulation d'un plan individualisé : Développer un plan d'exercice approprié basé sur la maladie de base, la condition physique et la tolérance à l'exercice du patient, et augmenter progressivement l'intensité et la durée de l'exercice.

(2) Insistez sur les exercices principalement aérobies : Les exercices aérobies peuvent améliorer la fonction cardio-pulmonaire et améliorer la circulation sanguine périphérique, notamment la marche, le jogging, la natation, le vélo, etc. Au moins 150 minutes d'exercice aérobique d'intensité modérée par semaine sont recommandées.

(3) Combiné avec des exercices de résistance : un entraînement en résistance approprié peut aider à améliorer la force musculaire, à stabiliser la fonction articulaire et à améliorer le métabolisme global. Vous pouvez choisir des haltères légers, des bandes élastiques ou un entraînement au poids du corps, et le faire 2 à 3 fois par semaine.

(4) Évitez l'exercice excessif : La quantité d'exercice doit être modérée pour éviter une fatigue excessive et une forte augmentation de la charge d'exercice, en particulier chez les patients atteints d'artériosclérose sévère ou de maladie artérielle périphérique, afin de prévenir les symptômes ischémiques induits par l'exercice.

2. Formes courantes d'exercice et leurs avantages

(1) Entraînement à la marche : La marche est l'une des formes d'exercice les plus adaptées aux patients atteints de maladie artérielle périphérique. En marchant en rythme, vous pouvez favoriser l'établissement d'une circulation collatérale et soulager les symptômes de claudication intermittente. Il est recommandé de marcher 30 minutes par jour, en augmentant progressivement jusqu'à 60 minutes.

(2) Natation : La natation peut exercer efficacement la fonction cardiopulmonaire, améliorer la circulation sanguine systémique et exercer moins de pression sur les articulations. Elle convient aux patients souffrant de varices ou de problèmes articulaires.

(3) Cyclisme : Le cyclisme est un exercice aérobique d'intensité modérée qui peut améliorer l'hémodynamique des membres inférieurs et améliorer l'endurance musculaire et la fonction circulatoire.

3. Précautions pour la thérapie par l'exercice

(1) Évaluation avant l'exercice : La fonction cardiopulmonaire et l'état vasculaire doivent être évalués avant l'exercice, en particulier pour les patients souffrant de diabète, d'hypertension ou d'artériosclérose sévère, afin de garantir la sécurité.

(2) Surveiller la réponse à l'exercice : Pendant l'exercice, il convient de prêter attention à la surveillance de la fréquence cardiaque, de la tension artérielle, des douleurs des membres inférieurs et d'autres symptômes. Si nécessaire, arrêtez l'exercice et consultez un médecin à temps.

(3) Protégez-vous pendant le sport : Choisissez des équipements sportifs adaptés pour éviter les lésions cutanées, notamment pour les patients présentant un lymphœdème ou des varices. Portez si nécessaire des bas élastiques médicaux pour réduire la charge sur les membres inférieurs.

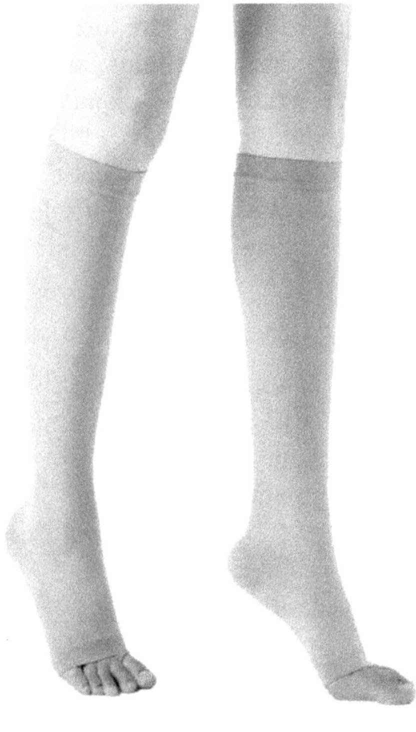

Légende : Bas de contention pour insuffisance veineuse des membres inférieurs

III. L'effet synergique d'une alimentation saine et d'une thérapie par l'exercice

Une alimentation saine et une thérapie par l'exercice se complètent et travaillent ensemble pour la santé vasculaire. Un contrôle alimentaire raisonnable peut fournir un soutien nutritionnel équilibré au corps et améliorer la fonction métabolique, tandis que la thérapie scientifique par l'exercice peut améliorer efficacement les symptômes cliniques des maladies chirurgicales vasculaires en améliorant la fonction vasculaire, en contrôlant le poids et en régulant les taux de lipides sanguins. En outre, la combinaison des deux peut également améliorer la qualité de vie des patients, améliorer l'observance du traitement à long terme et aider les patients à parvenir à une gestion globale de leur santé. Une alimentation saine et une thérapie par l'exercice sont au cœur du traitement du mode de vie pour les maladies chirurgicales vasculaires. Les deux travaillent en synergie pour améliorer efficacement la fonction endothéliale vasculaire, réduire le risque d'artériosclérose et améliorer la qualité de vie du patient. Dans la pratique clinique, des programmes d'alimentation et d'exercice personnalisés doivent être formulés en fonction des conditions spécifiques du patient pour garantir leur sécurité et leur efficacité, et pour aider les patients à maintenir un mode de vie sain pendant une longue période, afin d'atteindre l'objectif de prévention, de contrôle et de prévention des maladies.

SECTION 3 SANTÉ MENTALE ET GESTION DES MALADIES

I. L'impact de la santé mentale sur les maladies de chirurgie vasculaire

La santé mentale est un aspect souvent négligé mais crucial de la gestion des maladies en chirurgie vasculaire. Les émotions négatives à long terme, telles que l'anxiété, la dépression et le stress excessif, peuvent avoir des effets néfastes sur la fonction vasculaire et la santé globale du patient, voire aggraver la progression de la maladie.

1. La relation entre les facteurs psychologiques et les maladies

(1) L'impact des émotions sur la fonction vasculaire : Être dans un état d'anxiété ou de dépression à long terme peut entraîner une excitation du système nerveux sympathique et une augmentation des taux de catécholamines dans le corps, ce qui peut entraîner une augmentation de la pression artérielle et une vasoconstriction. , et augmentent le risque d'artériosclérose.

(2) Le stress aggrave la maladie : Le stress chronique affecte non seulement la fonction endocrinienne, entraînant une augmentation de la sécrétion de cortisol, mais peut également aggraver l'athérosclérose et les lésions endothéliales vasculaires par le biais de réactions inflammatoires et aggraver les lésions vasculaires.

(3) L'impact d'une mauvaise psychologie sur l'observance : la mauvaise humeur et la dépression réduiront considérablement l'observance des patients aux plans de traitement, augmenteront la difficulté de gestion de la maladie et entraîneront une récidive ou une aggravation de la maladie.

2. Identification des problèmes psychologiques courants

Cliniquement, les problèmes psychologiques courants chez les patients en chirurgie vasculaire comprennent :

(1) Humeur dépressive : se manifeste par une humeur maussade, une perte d'intérêt, des troubles du sommeil et des modifications de l'appétit.

(2) Anxiété : Les symptômes comprennent une inquiétude excessive, des palpitations, des sueurs et une incapacité à se concentrer.

(3) Peur de la maladie : Certains patients sont excessivement inquiets à propos de la chirurgie et du pronostic de la maladie, ce qui se manifeste par une incertitude quant à l'avenir et affecte la vie normale.

II. Intervention psychologique et mesures de gestion de la santé

Compte tenu des problèmes de santé mentale des patients en chirurgie vasculaire, des mesures d'intervention psychologique actives et efficaces doivent être adoptées sur le plan clinique pour aider les patients à maintenir un bon état mental et à renforcer leur confiance dans la gestion de la maladie.

1. Conseils et soutien psychologiques

(1) Communication médecin-patient : les médecins doivent communiquer efficacement avec les patients, expliquer patiemment la cause de la maladie, les options de traitement et le pronostic, et réduire l'anxiété et la peur des patients face à la maladie. Des messages clairs peuvent améliorer considérablement le sentiment de sécurité et l'observance du traitement des patients.

(2) Soutien familial : les membres de la famille jouent un rôle important dans la santé mentale du patient. Ils lui prodiguent des soins, des encouragements et lui apportent un soutien spirituel, ce qui peut aider à atténuer ses émotions négatives.

(3) Consultation psychologique : Pour les patients présentant une dépression ou une anxiété évidente, des services de consultation psychologique professionnelle peuvent être recommandés, associés à un traitement médicamenteux si nécessaire.

2. Thérapie de relaxation et gestion émotionnelle

(1) Entraînement à la relaxation : demandez aux patients d'effectuer un entraînement progressif de relaxation musculaire, des exercices de respiration profonde et de méditation, qui peuvent aider à soulager les tensions et à réduire l'excitation du nerf sympathique.

(2) Thérapie cognitivo- comportementale (TCC) : Aidez les patients à identifier et à modifier les schémas de pensée négatifs, à améliorer leur état émotionnel et à renforcer leur sentiment de contrôle sur la maladie.

(3) Culture de l'intérêt : Encouragez les patients à développer des passe-temps, tels que la lecture, la calligraphie, la peinture, etc., pour détourner l'attention et améliorer la satisfaction psychologique.

3. Adaptations à la vie quotidienne

(1) Travail et repos réguliers : Maintenir un temps de sommeil régulier et assurer un repos adéquat peut aider à réduire le stress physique et psychologique.

(2) Exercice modéré : Les exercices de faible intensité comme la marche, le yoga, le Tai Chi, etc. peuvent améliorer votre état émotionnel, favoriser la libération d'endorphines et soulager la dépression et l'anxiété.

(3) **Conditionnement alimentaire** : Augmentez les aliments riches en tryptophane, en complexe de vitamines B et en acides gras oméga-3, comme les noix, le poisson, les bananes, etc., pour aider à équilibrer les neurotransmetteurs et à améliorer l'humeur.

III. Le rôle de la santé mentale dans la gestion globale des maladies

La santé mentale n'est pas seulement un élément auxiliaire de la gestion des maladies en chirurgie vasculaire, mais également un élément clé pour améliorer la qualité de vie des patients et améliorer le pronostic à long terme.

1. Améliorer les capacités de gestion de la maladie des patients.

L'amélioration de la santé mentale aide les patients à faire face activement à la maladie, à améliorer l'observance du traitement et à participer activement aux ajustements de leur mode de vie, y compris l'arrêt du tabac, un régime alimentaire et une activité physique raisonnables, etc., obtenant ainsi de meilleurs effets de gestion de la maladie. .

2. Améliorer la qualité de vie

Grâce à une intervention psychologique, la dépression et l'anxiété du patient peuvent être soulagées, les fonctions sociales progressivement rétablies, la qualité de la vie quotidienne s'est considérablement améliorée et le patient peut mieux s'intégrer dans la famille et la société.

3. Réduire l'apparition de complications.

Une gestion efficace de la santé mentale peut améliorer la fonction nerveuse autonome, réduire les niveaux d'inflammation dans le corps, réduire le risque d'événements cardiovasculaires et créer un bon environnement physiologique et psychologique pour la gestion à long terme de la maladie.

La santé mentale et la gestion des maladies sont des éléments clés du traitement chirurgical vasculaire. Un bon état psychologique peut contribuer à réduire la charge physique du patient et à améliorer l'effet du traitement. Grâce à la communication médecin-patient, à l'intervention psychologique et à l'adaptation de la vie quotidienne, l'état mental des patients peut être efficacement amélioré, leurs capacités de gestion de la maladie peuvent être renforcées et la qualité de vie et le pronostic clinique peuvent être encore améliorés. Par conséquent, dans la prise en charge des maladies chirurgicales vasculaires, la santé mentale doit recevoir la même attention que la santé physique et être incluse dans la gestion complète du traitement global.

Chapitre 8

Traitement médicamenteux

La pharmacothérapie constitue un élément important de la gestion des maladies en chirurgie vasculaire. Son objectif est de réduire les symptômes du patient, d'améliorer la fonction vasculaire, de retarder la progression de la maladie et de réduire le risque de complications grâce à une intervention médicamenteuse. Le traitement médicamenteux des maladies chirurgicales vasculaires couvre de nombreux aspects, notamment les médicaments antiplaquettaires, les anticoagulants, les hypolipidémiants, les vasodilatateurs, les anti-inflammatoires et les analgésiques, etc. Ces médicaments ont une efficacité et un mécanisme d'action clairs en application clinique. Les maladies chirurgicales vasculaires se manifestent principalement par l'athérosclérose, la thrombose, la sténose vasculaire et l'anévrisme. La survenue et le développement de ces maladies sont étroitement liés à l'agrégation plaquettaire, à la thrombose et à la réponse inflammatoire. Par conséquent, les traitements antiplaquettaires, anticoagulants et anti-inflammatoires sont particulièrement essentiels dans le traitement médicamenteux. De plus, les patients atteints de maladies chirurgicales vasculaires sont souvent accompagnés d'anomalies métaboliques fondamentales, telles que l'hyperlipidémie, le diabète et l'hypertension. L'intervention sur ces facteurs de risque par une gestion médicamenteuse globale peut réduire efficacement l'incidence des événements vasculaires et améliorer le pronostic à long terme.

Actuellement, les médicaments couramment utilisés dans la pratique clinique comprennent principalement les catégories suivantes : les médicaments antiplaquettaires sont utilisés pour inhiber l'agrégation plaquettaire et prévenir la thrombose ; les médicaments anticoagulants peuvent inhiber directement les facteurs de coagulation et réduire le risque de thrombose veineuse ; les taux de lipides sanguins, stabilisent les plaques et retardent la progression de l'athérosclérose ; les vasodilatateurs peuvent améliorer la perfusion sanguine périphérique et soulager les symptômes ischémiques. En outre, les anti-inflammatoires non stéroïdiens (AINS) sont également largement utilisés en pratique clinique pour traiter l'inflammation et la douleur vasculaires.

Le choix du traitement médicamenteux doit être basé sur l'état spécifique du patient, l'évaluation des facteurs de risque et les manifestations cliniques, et doit être combiné avec des examens d'imagerie et des résultats de laboratoire pour formuler un plan de traitement individualisé. Dans les applications pratiques, l'efficacité et les effets indésirables des médicaments doivent être évalués, et les indications et contre-indications doivent être strictement contrôlées pour garantir la sécurité et l'observance des patients.

Ce chapitre présentera en détail le contenu spécifique du traitement médicamenteux des maladies de chirurgie vasculaire, en élaborant systématiquement les médicaments antiplaquettaires, les médicaments anticoagulants, les médicaments hypolipidémiants, etc., en se concentrant sur l'analyse du mécanisme d'action, de l'application clinique et des précautions des médicaments, et fournir des informations scientifiques aux cliniciens, des conseils standardisés en matière de traitement médicamenteux.

Section 1 Médicaments antiplaquettaires

I. Mécanisme d'action et indications

Les médicaments antiplaquettaires constituent la classe de médicaments la plus fondamentale et la plus largement utilisée dans les maladies chirurgicales vasculaires. Leur fonction principale est d'inhiber l'activation et l'agrégation des plaquettes, de prévenir la thrombose et de réduire ainsi la survenue d'événements cardiovasculaires athéroscléreux.

1. Mécanisme d'action

(1) Inhiber l'agrégation plaquettaire : les médicaments antiplaquettaires inhibent les récepteurs de surface des plaquettes ou l'activité enzymatique associée, bloquent les voies de signalisation de l'activation plaquettaire et inhibent l'agrégation plaquettaire.

(2) Prévenir la thrombose : Lorsque les vaisseaux sanguins sont rétrécis ou endommagés, l'agrégation plaquettaire est la première étape de la thrombose. Les médicaments antiplaquettaires réduisent le risque de thrombose artérielle en intervenant dans cette étape.

2.Indications

Les médicaments antiplaquettaires sont principalement utilisés pour la prévention et le traitement des maladies suivantes :

(1) Maladie artérielle périphérique : incluant l'artériosclérose oblitérante des membres inférieurs, la vasculopathie diabétique, etc.

(2) Après un anévrisme et une intervention endovasculaire : La thrombose postopératoire est une complication courante et l'utilisation de médicaments antiplaquettaires peut la prévenir efficacement.

(3) Maladies cérébrovasculaires et maladies coronariennes : y compris la prévention des accidents vasculaires cérébraux ischémiques, de l'infarctus du myocarde et des événements cardiovasculaires.

II. Médicaments antiplaquettaires couramment utilisés et applications cliniques

Les médicaments antiplaquettaires couramment utilisés en pratique clinique comprennent principalement l'aspirine, le clopidogrel et le ticagrélor.

1.Aspirine

(1) Mécanisme d' action : L'aspirine inhibe l'agrégation plaquettaire en inhibant la cyclooxygénase (COX-1) et en empêchant la synthèse du thromboxane A2 (TXA2) dans les plaquettes.

(2) Application clinique : L'aspirine est le médicament de première intention pour les maladies artérielles périphériques, l'artériosclérose et une intervention endovasculaire. Une utilisation à long terme à faible dose (75-100 mg/j) est généralement recommandée pour réduire le risque d'événements cardiovasculaires.

(3) Précautions : L'utilisation à long terme de l'aspirine peut provoquer des saignements gastro-intestinaux, il faut donc veiller à protéger la muqueuse gastrique et des inhibiteurs de la pompe à protons (IPP) peuvent être utilisés en association si nécessaire.

2. Clopidogrel

(1) Mécanisme d'action : Le clopidogrel bloque l'agrégation plaquettaire médiée par l'ADP en inhibant les récepteurs P2Y12 et a un fort effet antiplaquettaire.

(2) Application clinique : Il convient aux patients intolérants à l'aspirine ou ayant une faible efficacité, notamment après un traitement interventionnel endovasculaire, il peut être utilisé en association avec l'aspirine pour exercer un effet synergique.

(3) Précautions : La fonction hépatique et le risque hémorragique des patients doivent être surveillés, en particulier ceux ayant des tendances chirurgicales ou hémorragiques.

3. Ticagrélor

(1) Mécanisme d'action : Le ticagrélor est un antagoniste réversible des récepteurs P2Y12 ayant un effet antiplaquettaire plus rapide et plus puissant.

(2) Application clinique : Il est principalement utilisé chez les patients présentant une thrombose à haut risque, tels que les patients atteints du syndrome coronarien aigu et d'une sténose artérielle périphérique sévère.

(3) Précautions : Cela peut provoquer une dyspnée et un risque de saignement doit être ajusté en fonction de la tolérance du patient.

III. Application combinée et précautions des médicaments antiplaquettaires

1. Principe d'application combinée :

Pour les patients à haut risque, comme ceux après une intervention endovasculaire ou une athérosclérose sévère, deux médicaments antiplaquettaires (comme l'aspirine associée au clopidogrel) peuvent être utilisés en association, mais les bénéfices et les risques hémorragiques doivent être pesés. Contrôler strictement le déroulement du traitement.

2. Précautions

(1) Risque hémorragique : Les médicaments antiplaquettaires augmentent le risque d'hémorragie, en particulier d'hémorragie gastrointestinale et liée à une intervention chirurgicale, et une surveillance clinique étroite est requise.

Traitement individualisé : choisissez un régime antiplaquettaire approprié en fonction de l'état du patient, des gènes du métabolisme des médicaments et des comorbidités.

(3) Gestion de l'arrêt des médicaments : Lorsqu'une intervention chirurgicale est nécessaire, le délai d'arrêt du médicament doit être raisonnablement aménagé en fonction du type d'intervention chirurgicale et du risque hémorragique afin d'éviter d'augmenter le risque de thrombose.

Les médicaments antiplaquettaires constituent une pierre angulaire importante du traitement médicamenteux des maladies chirurgicales vasculaires. Ils inhibent l'agrégation plaquettaire et préviennent la thrombose, ce qui revêt une grande importance pour l'amélioration du pronostic des patients. En application clinique, il est nécessaire de maîtriser le mécanisme d'action, les indications et les précautions du médicament, de sélectionner un plan de traitement individualisé en fonction de la situation réelle du patient, d'équilibrer les bénéfices et les risques et d'assurer la sécurité du patient.

SECTION 2 MÉDICAMENTS ANTICOAGULANTS

I. Mécanisme d'action et indications

Les médicaments anticoagulants sont une classe de médicaments qui retardent ou préviennent la thrombose en inhibant l'activité des facteurs de coagulation sanguine ou en bloquant la cascade de la coagulation. Son application dans les maladies de chirurgie vasculaire vise principalement le traitement et la prévention de la thromboembolie veineuse (TEV), de l'embolie pulmonaire (EP), la gestion de l'anticoagulation après une chirurgie endovasculaire et d'autres états hypercoagulables.

1. Mécanisme d'action

(1) Inhiber directement les facteurs de coagulation : certains médicaments anticoagulants, tels que l'héparine de bas poids moléculaire (HBPM) et le dabigatran, bloquent des maillons clés du processus de coagulation en inhibant le facteur de coagulation IIa (thrombine) ou Xa, exerçant ainsi un effet anticoagulant.

(2) Agissant indirectement sur la voie de la coagulation : la warfarine et d'autres médicaments obtiennent des effets anticoagulants à long terme en inhibant la synthèse des facteurs de coagulation dépendants de la vitamine K (II, VII, IX et X).

2.Indications

(1) Thrombose veineuse profonde (TVP) : La thrombose veineuse des membres inférieurs ou du bassin est une maladie courante en chirurgie vasculaire, et les médicaments anticoagulants constituent le traitement de premier choix.

(2) Embolie pulmonaire (EP) : L'EP est souvent secondaire à une TVP et un traitement anticoagulant peut aider à prévenir la formation ou l'expansion ultérieure d'embolies.

(3) Gestion de l'anticoagulation après une chirurgie endovasculaire : Par exemple, après une réparation endovasculaire d'un anévrisme (EVAR) et l'implantation d'un stent, la thrombose doit être évitée.

(4) Autres états hypercoagulables : notamment les maladies thromboemboliques et certains troubles congénitaux de la coagulation.

II. Médicaments anticoagulants couramment utilisés et applications cliniques

1. Médicaments à base d'héparine

(1) Héparine non fractionnée (HNF)

IIa et Xa en se liant à l'antithrombine III (AT-III) . Il a un délai d'action rapide et est souvent utilisé pour le sauvetage des événements thrombotiques aigus et l'anticoagulation périopératoire. ①Application clinique : convient à l'anticoagulation en cas de TVP, d'EP et de chirurgie, comme l'hémodialyse et la circulation extracorporelle. ② Précautions : le temps de céphaline activée (APTT) doit être surveillé pour éviter les complications hémorragiques. Une utilisation à long terme peut entraîner une thrombocytopénie induite par l'héparine (TIH).

(2) Héparine de bas poids moléculaire (HBPM)

L'héparine de bas poids moléculaire inhibe sélectivement le facteur de coagulation Xa, a un bon effet anticoagulant et est moins susceptible de provoquer des risques hémorragiques. ① : Largement utilisé dans le traitement et la prévention de la TVP et de l'EP, en particulier chez les patients présentant une thrombose liée à une tumeur et une thrombose gestationnelle. ② Précautions : Une surveillance systématique de l'APTT n'est pas nécessaire, mais une attention particulière doit être portée à l'ajustement de la dose chez les patients présentant une insuffisance rénale.

2. Antagonistes de la vitamine K

Warfarine

En inhibant la cyclooxygénase de la vitamine K, il affecte la synthèse des facteurs de coagulation dépendants de la vitamine K et produit des effets anticoagulants. ①**Application** clinique : Convient au traitement anticoagulant à long terme et à la prévention de la TEV, et également utilisé pour la gestion du risque thromboembolique chez les patients atteints de fibrillation auriculaire. ② **Remarque** : Le rapport international normalisé (INR) doit être surveillé régulièrement pour maintenir une plage de sécurité de 2,0 à 3,0 afin d'éviter le risque de récidive de saignement ou de thrombose.

3. Nouveaux anticoagulants oraux (NACO)

Les nouveaux anticoagulants oraux comprennent le dabigatran, le rivaroxaban, l'apixaban, etc., qui présentent l'avantage d'un délai d'action rapide et ne nécessitent pas de surveillance fréquente. ①**Dabigatran** : inhibe directement la thrombine (**IIa**) , principalement utilisée pour le traitement de la TEV et la prévention des accidents vasculaires cérébraux chez les patients atteints de fibrillation auriculaire. ② **Rivaroxaban et apixaban** : inhibent sélectivement le facteur Xa, adaptés au traitement et à la prévention de la TEV, et ont de meilleurs effets cliniques que les anticoagulants traditionnels. ③ **Précautions** : Les patients présentant une fonction rénale anormale doivent l'utiliser avec prudence et le risque de complications hémorragiques doit faire l'objet d'une attention particulière.

III. Traitement individualisé et précautions pour les médicaments anticoagulants

1.Principes du traitement individualisé

La sélection des médicaments anticoagulants nécessite une évaluation individualisée en fonction de l'état du patient, du risque hémorragique, de la fonction hépatique et rénale et des comorbidités. Pour les patients en phase aiguë, les médicaments à action rapide, tels que l'héparine non fractionnée ou l'héparine de bas poids moléculaire, constituent le premier choix. Pour un traitement d'entretien à long terme, la warfarine ou de nouveaux anticoagulants oraux peuvent être utilisés.

2. Surveillance et gestion

(1) Surveillance des indicateurs de coagulation : l'APTT doit être surveillé lors de l'utilisation d'héparine non fractionnée, et l'INR doit être surveillé lors de l'utilisation de warfarine. Pour les nouveaux anticoagulants oraux, bien qu'une surveillance de routine ne soit pas requise, une surveillance de la concentration sanguine est toujours requise pour des groupes spéciaux (tels que ceux souffrant d'insuffisance rénale).

(2) Évaluation du risque hémorragique : Le principal risque du traitement anticoagulant est l'hémorragie. L'évaluation du score hémorragique clinique (tel que le score HAS-BLED) est nécessaire pour évaluer les bénéfices de l'anticoagulation et le risque hémorragique.

3. Prise en charge périopératoire

L'arrêt et la reprise des médicaments anticoagulants doivent être évalués de manière globale en fonction des risques chirurgicaux et du risque de thrombose du patient. Pour les interventions chirurgicales présentant un risque hémorragique plus élevé, il est nécessaire d'arrêter le traitement rapidement et d'envisager un traitement de transition, par exemple en utilisant de l'héparine de bas poids moléculaire au lieu de la warfarine.

4. Médicaments destinés à des groupes particuliers de personnes

(1) Grossesse : L'héparine de bas poids moléculaire est le premier choix pour les patientes présentant une thrombose pendant la grossesse et la warfarine est contre-indiquée.

(2) Patients insuffisants rénaux : La posologie du médicament doit être ajustée en fonction du débit de filtration glomérulaire (DFGe) pour éviter une accumulation de médicament conduisant à des saignements.

Les médicaments anticoagulants jouent un rôle important dans la gestion des maladies chirurgicales vasculaires. Les cliniciens doivent connaître les mécanismes d'action, les indications et les précautions de divers médicaments, sélectionner de manière rationnelle des plans anticoagulants individualisés et renforcer la surveillance et la gestion pour garantir la sécurité et la sécurité du traitement anticoagulant.

SECTION 3 MÉDICAMENTS HYPOLIPIDÉMIANTS

I. Mécanisme et classification des médicaments hypolipidémiants

Les médicaments hypolipidémiants régulent le métabolisme des lipides sanguins, réduisent les taux sériques de cholestérol total (TC), de cholestérol des lipoprotéines de basse densité (LDL-C) et de triglycérides (TG), et augmentent les taux de cholestérol des lipoprotéines de haute densité (HDL-C) pour atteindre Prévenir et traiter l'athérosclérose et les événements cardiovasculaires associés. Dans la pratique clinique de la chirurgie vasculaire, le traitement hypolipidémiant revêt une grande importance pour la prévention de la maladie athéroscléreuse, de la maladie artérielle périphérique et de la resténose vasculaire postopératoire.

1. Statines

Les statines sont actuellement les médicaments hypolipidémiants les plus largement utilisés en pratique clinique. Elles réduisent la synthèse du cholestérol dans les hépatocytes en inhibant la 3-hydroxy-3-méthylglutaryl coenzyme A réductase (HMG-CoA réductase), régulant ainsi à la hausse le nombre de récepteurs des lipoprotéines de basse densité. (LDL-R) favorise la clairance du LDL-C et réduit les taux de cholestérol plasmatique.

(1) Médicaments représentatifs : atorvastatine, rosuvastatine, simvastatine, etc.

(2) Application clinique : Il convient à la prévention primaire et secondaire de l'hypercholestérolémie, de l'hyperlipidémie mixte et des maladies cardiovasculaires athéroscléreuses.

2. Fibrates

Les fibrates activent principalement le récepteur α activé par les proliférateurs de peroxysomes (PPAR-α), favorisent l'activité de la lipoprotéine lipase (LPL), augmentent la décomposition des triglycérides, réduisent les taux plasmatiques de TG et augmentent modérément le taux élevé de HDL-C.

(1) Médicaments représentatifs : fénofibrate, gemfibrozil, etc.

(2) Application clinique : Il est principalement utilisé pour les anomalies lipidiques, notamment l'hypertriglycéridémie.

3. Inhibiteurs de l'absorption du cholestérol

Ce type de médicament inhibe l'absorption du cholestérol dans l'intestin grêle et réduit l'entrée du cholestérol dans la circulation sanguine, réduisant ainsi les taux de TC et de LDL-C.

(1) Médicament représentatif : ézétimibe.

(2) Application clinique : Il est souvent utilisé en association avec des statines et convient aux patients présentant de faibles effets hypolipidémiants ou intolérants aux statines seules.

4. Inhibiteurs de PCSK9

Il s'agit d'un nouveau type de médicament hypolipémiant qui réduit la dégradation du LDL-R et augmente la capacité du foie à éliminer le LDL-C en inhibant la proprotéine convertase subtilisine 9 (PCSK9).

(1) Médicaments représentatifs : alirocumab, évolocumab.

(2) Application clinique : Il convient aux patients souffrant d'hypercholestérolémie, en particulier ceux souffrant d'hypercholestérolémie familiale ou ceux dont les résultats du traitement aux statines ne sont pas satisfaisants.

II. Application clinique et stratégies thérapeutiques des médicaments hypolipidémiants

1. Le rôle central des statines

Les statines sont la pierre angulaire du traitement hypolipidémiant et les directives cliniques les recommandent comme médicament de choix pour les maladies athéroscléreuses, en particulier pour les patients atteints de maladie coronarienne, de maladie artérielle périphérique et de maladie cérébrovasculaire, car elles présentent des avantages cliniques évidents.

(1) **Dose initiale et objectif** : en fonction du taux de LDL-C de base du patient et de la stratification du risque cardiovasculaire, choisissez un traitement par statines d'intensité modérée ou élevée et efforcez-vous de réduire le LDL-C de ≥ 50 %.

(2) **Thérapie combinée** : pour les patients qui ne parviennent pas à atteindre l'objectif en utilisant des statines seules, l'ézétimibe ou les inhibiteurs de la PCSK9 peuvent être combinés pour renforcer l'effet hypolipidémiant.

2. Application auxiliaire de médicaments fibrates

Les fibrates conviennent aux patients présentant une hypertriglycéridémie comme manifestation principale, en particulier les maladies athéroscléreuses associées à un risque de pancréatite ou de TG élevée. En application clinique, il convient de faire preuve de prudence en association avec les statines pour éviter des effets indésirables tels que la rhabdomyolyse.

3. Stratégies hypolipidémiantes pour des groupes particuliers de personnes

(1) **Patients diabétiques** : Les patients diabétiques sont souvent accompagnés d'une dyslipidémie, se manifestant par un taux élevé de TG et un faible taux de HDL-C, et nécessitent l'utilisation combinée de statines et de fibrates.

(2) **Patients souffrant d'insuffisance rénale** : la dose d'hypolipémiants doit être ajustée en fonction de la fonction rénale. Les inhibiteurs de PCSK9 ont une bonne sécurité chez ces patients.

(3) **Patients âgés** : Les patients âgés doivent peser les bénéfices du traitement hypolipidémiant et les effets indésirables des médicaments, et choisir des médicaments ayant une bonne tolérance.

III. Gestion de l'innocuité et des effets indésirables des médicaments hypolipidémiants

1. Effets indésirables fréquents

(1) **Toxicité musculaire** : Les statines peuvent provoquer des douleurs et une faiblesse musculaires et, dans les cas graves, peuvent entraîner une rhabdomyolyse. Une surveillance clinique de la créatine kinase (CK) est requise.

(2) **Dommages au foie** : Quelques patients peuvent présenter des enzymes hépatiques élevées et la fonction hépatique doit être surveillée régulièrement.

(3) **Réactions gastro-intestinales** : les fibrates peuvent provoquer des symptômes gastro-intestinaux tels que des nausées, des vomissements et de la diarrhée.

2. Gestion de la sécurité

Lors de l'application clinique de médicaments hypolipidémiants, il est nécessaire de renforcer l'éducation et le suivi des patients, d'évaluer rapidement les effets indésirables et d'ajuster les plans de traitement. Pour les patients présentant une intolérance aux statines, un traitement alternatif par ézétimibe ou par des inhibiteurs de la PCSK9 est une option.

IV. Orientation future du développement du traitement hypolipidémiant

Grâce à des recherches approfondies sur le mécanisme du métabolisme des lipides sanguins, de nouveaux médicaments hypolipidémiants continuent d'apparaître, offrant davantage d'options de traitement clinique. Par exemple, les médicaments innovants ciblant la technologie des lipoprotéines (a) et de l'interférence ARN (ARNi) ont de larges perspectives d'application dans la gestion des lipides sanguins. En outre, un traitement hypolipidémiant personnalisé basé sur la génétique et la métabolomique deviendra également une direction importante pour le développement futur.

Les médicaments hypolipidémiants jouent un rôle clé dans la prévention et le traitement des maladies vasculaires athéroscléreuses. Les cliniciens doivent sélectionner les médicaments appropriés en fonction de l'état spécifique du patient, optimiser les programmes hypolipidémiants et renforcer la surveillance des effets indésirables pour améliorer la sécurité et l'efficacité du traitement.

Section 4 Vasodilatateurs

I. Mécanisme et classification des vasodilatateurs

Les vasodilatateurs sont une classe de médicaments qui détendent les muscles lisses vasculaires et dilatent les vaisseaux sanguins, réduisant ainsi la résistance périphérique et améliorant la perfusion sanguine des organes. En chirurgie vasculaire clinique, les vasodilatateurs sont principalement utilisés pour traiter les maladies artérielles périphériques, la thromboangéite oblitérante, le syndrome de Raynaud et d'autres maladies, améliorer les symptômes d'ischémie des membres et l'apport sanguin des tissus et réduire le risque d'événements cardiovasculaires. Selon le mécanisme d'action et le site cible, les vasodilatateurs peuvent être divisés dans les catégories suivantes :

1. Bloqueurs des canaux calciques (CCB)

Les inhibiteurs calciques inhibent l'entrée des ions calcium dans les cellules musculaires lisses vasculaires, réduisent la concentration intracellulaire de calcium et provoquent une relaxation des muscles lisses vasculaires, dilatant ainsi les vaisseaux sanguins et réduisant la résistance périphérique.

(1) **Médicaments représentatifs** : amlodipine, nifédipine, félodipine, etc.

(2) **Application clinique** : Il est largement utilisé chez les patients souffrant de maladie artérielle périphérique et d'hypertension. Il peut améliorer l'apport sanguin aux membres et réduire la douleur ischémique.

2. Médicaments nitrates

Les nitrates libèrent de l'oxyde nitrique (NO), activent la guanylyl cyclase et augmentent les niveaux de guanosine monophosphate cyclique (GMPc), provoquant la relaxation des muscles lisses vasculaires et la dilatation des vaisseaux sanguins.

(1) **Médicaments représentatifs** : nitroglycérine, mononitrate d'isosorbide, dinitrate d'isosorbide, etc.

(2) **Application clinique** : il est principalement utilisé pour traiter les événements ischémiques aigus, tels que l'angine de poitrine et l'ischémie aiguë des membres ; il peut également être utilisé comme

médicament auxiliaire pour soulager les symptômes chez les patients atteints d'une maladie vasculaire périphérique.

3. Alpha-bloquants

En bloquant les récepteurs adrénergiques α1, il inhibe l'effet constricteur de la noradrénaline sur les vaisseaux sanguins, provoquant ainsi une vasodilatation et réduisant les résistances périphériques.

(1) **Médicaments représentatifs** : prazosine, térazosine, etc.

(2) **Application clinique** : Il convient aux patients atteints d'une maladie vasculaire périphérique accompagnée d'anomalies hémodynamiques, notamment dans le traitement du syndrome de Raynaud.

II. Application clinique et précautions des vasodilatateurs d'application clinique

En chirurgie vasculaire, l'utilisation de vasodilatateurs doit être choisie individuellement en fonction des caractéristiques de l'état du patient, de son niveau de tension artérielle de base et de ses comorbidités. Pour les patients atteints de maladie artérielle périphérique, les inhibiteurs calciques et les nitrates peuvent améliorer considérablement la perfusion sanguine des membres inférieurs et soulager les symptômes de claudication intermittente ; pour les patients atteints du syndrome de Raynaud, les alpha-bloquants et les inhibiteurs calciques sont souvent utilisés comme médicament de choix.

2. Précautions et effets indésirables

(1) **Diminution de la pression artérielle** : Les vasodilatateurs peuvent provoquer une hypotension orthostatique, en particulier chez les patients âgés. La dose doit être soigneusement ajustée et les modifications de la pression artérielle doivent être surveillées.

(2) **Maux de tête et bouffées vasomotrices** : Les nitrates provoquent souvent des maux de tête vasodilatateurs et des rougeurs du visage. Les patients doivent être informés cliniquement et la dose doit être progressivement augmentée pour réduire l'inconfort.

(3) **Tachycardie réflexe** : Lorsque la pression artérielle chute rapidement, cela peut entraîner une accélération du rythme cardiaque, ce qui est particulièrement fréquent lors de l'utilisation de médicaments

à base de nitrate. Les bêta-bloquants doivent être utilisés ensemble pour le traitement symptomatique.

III. Les perspectives des vasodilatateurs dans les maladies vasculaires périphériques

Avec les progrès continus de la pharmacologie vasculaire, la recherche et le développement de nouveaux vasodilatateurs se sont progressivement approfondis, notamment en ciblant la voie du NO, les ouvreurs de canaux potassiques et les modulateurs de la fonction endothéliale. Ces médicaments devraient améliorer plus précisément la perfusion sanguine périphérique. En outre, une thérapie de vasodilatation ciblée basée sur la thérapie génique et la technologie de la bio-ingénierie offre un nouvel espoir aux patients souffrant d'ischémie sévère des membres. À l'avenir, une prise en charge complète combinant angioplastie, implantation de stent et traitement médicamenteux améliorera encore l'effet du traitement clinique des maladies vasculaires périphériques.

En tant qu'élément important du traitement chirurgical vasculaire, les vasodilatateurs jouent un rôle important dans l'amélioration des maladies vasculaires périphériques et dans le soulagement de l'ischémie des membres. Lors de l'application clinique, les médicaments doivent être sélectionnés de manière rationnelle en fonction de l'état individuel du patient, et les effets indésirables doivent être étroitement surveillés pour garantir la sécurité et l'efficacité du traitement.

Chapitre 9

Chirurgie endovasculaire

Avec le développement continu de concepts mini-invasifs et la maturation de la technologie, la chirurgie endovasculaire est devenue l'une des méthodes de traitement importantes en chirurgie vasculaire, ce qui a grandement favorisé l'innovation des modèles de diagnostic et de traitement des maladies vasculaires. La chirurgie endovasculaire fait référence à un type de chirurgie qui utilise des instruments mini-invasifs et un guidage par imagerie pour compléter la réparation et la reconstruction des lésions dans la cavité vasculaire par ponction percutanée, technologie de cathéter et dispositifs interventionnels. Par rapport à la chirurgie ouverte traditionnelle, la chirurgie endovasculaire présente les avantages d'une réduction des traumatismes, d'une récupération plus rapide et d'une durée d'hospitalisation plus courte. Elle présente des avantages évidents, en particulier chez les patients âgés présentant de multiples comorbidités.

La chirurgie endovasculaire remonte aux années 1970. Avec l'émergence de la dilatation par ballonnet et de la technologie des stents endovasculaires, le traitement endovasculaire est officiellement entré dans la pratique clinique. Ces dernières années, de nouvelles technologies telles que l'isolation endoluminale, la technologie de revêtement médicamenteux, l'ablation au laser et par radiofréquence ont été introduites, qui ont continuellement élargi les indications de la chirurgie endoluminale et rendu l'effet curatif plus précis et plus fiable. À l'heure actuelle, la chirurgie endovasculaire est largement utilisée dans le traitement des anévrismes de l'aorte, de l'artériosclérose oblitérante, des maladies veineuses, des traumatismes vasculaires et d'autres maladies, offrant ainsi de nouvelles opportunités et de nouveaux défis pour le développement de la chirurgie vasculaire.

Au niveau technique, le cœur de la chirurgie intraluminale repose sur des opérations instrumentales sous guidage d'imagerie, y compris des étapes telles que les cathéters, les fils guides, la dilatation du ballonnet et la libération du stent. Pendant les opérations cliniques, les médecins doivent disposer d'une technologie de ponction exceptionnelle, de capacités de reconnaissance d'images et de compétences en matière d'utilisation des instruments pour garantir la sécurité et l'efficacité de l'opération. De plus, la chirurgie endovasculaire ne remplace pas complètement la chirurgie ouverte. Les deux doivent se compléter cliniquement et un choix raisonnable doit être fait en fonction du type de lésion, de l'état du patient et des risques chirurgicaux.

Ce chapitre présentera systématiquement les principes de base, les indications, les opérations chirurgicales et la gestion postopératoire de la chirurgie endovasculaire, aidera les cliniciens à maîtriser de manière globale les technologies clés et les applications cliniques de la chirurgie endovasculaire, et fournira les bases théoriques et pratiques pour améliorer davantage le niveau de diagnostic et de traitement dans le domaine de la chirurgie vasculaire.

SECTION 1 PRINCIPES DE BASE DE LA CHIRURGIE ENDOVASCULAIRE

I. Bases théoriques de la chirurgie endovasculaire

Le concept principal de la chirurgie endovasculaire consiste à utiliser des cathéters et des dispositifs interventionnels pour achever la réparation et la reconstruction des lésions dans la cavité vasculaire grâce au guidage par imagerie, en évitant les incisions tissulaires à grande échelle et l'exposition des vaisseaux sanguins et en réduisant les traumatismes chirurgicaux. Sa base théorique principale comprend les aspects suivants :

1. Positionnement des lésions et guidage par image :

La chirurgie endovasculaire s'appuie sur une technologie d'imagerie avancée (telle que DSA, CT, IRM, etc.) pour un positionnement précis et une surveillance en temps réel des lésions, et l'angiographie est utilisée pour clarifier l'emplacement, la longueur, le diamètre. et le flux sanguin de la situation de la lésion et fournir des conseils pour les opérations chirurgicales. Dans la réparation endovasculaire de l'anévrisme de l'aorte (EVAR), l'étendue de la tumeur et la position de libération du stent sont déterminées au moyen d'images contrastées pour garantir la précision et l'efficacité de la chirurgie.

2. Accès mini-invasif et fonctionnement des instruments :

La chirurgie intraluminale établit un accès par une ponction percutanée ou de minuscules incisions et utilise des instruments tels que des fils guides et des cathéters pour atteindre le site malade afin de terminer l'opération de traitement. Ce processus doit suivre strictement le principe d'asepsie pour garantir la sécurité de l'accès. Des fils guides sont utilisés pour établir l'accès aux lésions ; une dilatation par ballonnet est utilisée pour recanaliser la lumière de la lésion ; des systèmes de stent sont utilisés pour soutenir et reconstruire la zone lésionnelle.

3. Reconstruction vasculaire et récupération fonctionnelle :

L'objectif de la chirurgie endovasculaire est de restaurer la perméabilité et l'intégrité des vaisseaux sanguins grâce à des dispositifs intraluminaux, d'améliorer l'apport sanguin distal, de soulager les symptômes ischémiques et de réduire la survenue de complications.

II. Principes opératoires de la chirurgie endoluminale

Les opérations chirurgicales intracavitaires suivent les principes d'une surveillance mini-invasive, précise et en temps réel. Les étapes opératoires de base comprennent :

1. Établissement de l'accès : L'établissement d'un accès vasculaire dans l'artère fémorale, l'artère brachiale ou d'autres emplacements appropriés grâce à la technologie de ponction est la première étape de la chirurgie endovasculaire. La technologie de ponction percutanée utilise souvent la technique de Seldinger pour établir un canal stable à travers l'aiguille de ponction, le fil guide et le dilatateur.

2. Positionnement et mesure de la lésion : Utiliser l'angiographie ou la tomodensitométrie peropératoire pour localiser avec précision l'emplacement anatomique, la longueur et le diamètre de la lésion afin de fournir une base pour les opérations ultérieures. Dans le traitement de la sténose artérielle des membres inférieurs, l'angiographie est utilisée pour clarifier la longueur de la lésion et mesurer la taille du stent ou du ballon afin de garantir la précision de l'opération.

3. Opération de traitement interventionnel : Des instruments interventionnels (fils guides, ballons, stents, etc.) sont délivrés sur la lésion sous guidage par imagerie pour compléter la réparation et la reconstruction de la lésion.

(1) Dilatation du ballon : Le ballon est utilisé pour dilater le segment sténosé afin de restaurer la perméabilité des vaisseaux sanguins.

(2) **Implantation du stent** : relâchez le stent pour soutenir le vaisseau sanguin malade et empêcher la réocclusion.

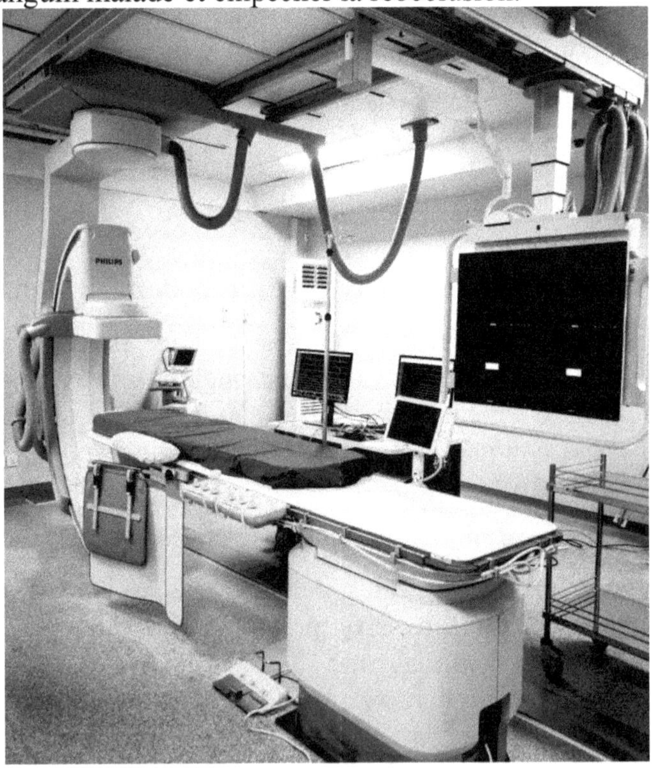

Légende : Matériel chirurgical intraluminal DSA

III. Avantages et limites de la chirurgie endovasculaire

1.Principaux avantages

(1) **Peu invasif** : le traumatisme chirurgical est faible, le patient récupère rapidement et convient aux patients âgés et à haut risque.

(2) **Guidage d'image précis** : Fournit une surveillance en temps réel et une précision de fonctionnement élevée.

(3) **Effets significatifs à court terme** : améliore rapidement la circulation sanguine et soulage les symptômes.

2. Limites et défis

(1) **Limitation des indications** : Certaines lésions complexes nécessitent encore une chirurgie ouverte.

(2) **Exigences techniques élevées** : les médecins doivent disposer de capacités de haut niveau en matière de jugement d'images et d'utilisation d'instruments.

(3) **L'effet à long terme est incertain** : certains stents peuvent présenter un risque de resténose ou de migration et nécessiter un suivi à long terme.

IV. Perspectives de développement de la chirurgie endovasculaire

Grâce à l'application de nouveaux stents à élution médicamenteuse, de stents biodégradables, de technologies interventionnelles assistées par robot et d'autres technologies, l'efficacité de la chirurgie endoluminale a été encore améliorée. Dans le même temps, le développement des technologies d'imagerie (telles que la reconstruction tridimensionnelle, le guidage peropératoire par tomodensitométrie) améliorera considérablement la visualisation de la chirurgie intraluminale et réduira les risques chirurgicaux. La chirurgie endovasculaire est devenue une méthode de traitement importante dans le domaine de la chirurgie vasculaire. À l'avenir, grâce aux avantages complémentaires de la chirurgie ouverte et au développement de la collaboration multidisciplinaire, les patients disposeront d'options de traitement plus sûres et plus efficaces.

SECTION 2 CONSOMMABLES INTRACAVITÉS COURAMMENT UTILISÉS

I. Fils guides et cathéters

En chirurgie intraluminale, les fils guident et les cathéters sont les instruments de base pour établir l'accès au site malade et constituent également le point de départ de toutes les interventions chirurgicales. Une sélection appropriée de fils guide et de cathéters peut non seulement améliorer le taux de réussite de la chirurgie, mais également réduire efficacement les complications.

1. Fil guide : Le fil guide est l'un des instruments clés du traitement interventionnel. Il est principalement utilisé pour guider le cathéter, le ballon ou le système de stent dans le vaisseau sanguin cible. Selon leur structure et leur objectif, les câbles guides sont principalement divisés dans les catégories suivantes :

(1) Fil de guidage dur et fil de guidage souple : le fil de guidage dur a une forte force de soutien et convient au passage à travers des lésions plus complexes ou sclérotiques, mais des précautions doivent être prises pendant le fonctionnement pour éviter d'endommager l'intima vasculaire. Le fil de guidage souple a une plus grande flexibilité ; , adapté à la mise en place d'un accès préliminaire ou à des lésions relativement simples.

(2) Fil de guidage à revêtement hydrophile : il a un bon pouvoir lubrifiant et peut passer en douceur à travers des vaisseaux sanguins étroits ou incurvés, réduisant ainsi la résistance et le risque de dommages vasculaires.

(3) Fils de guidage spéciaux : tels que les fils de guidage coudés, utilisés pour traverser des vaisseaux sanguins bifurqués complexes, les fils de guidage ultra-durs conviennent pour pénétrer dans les lésions sévèrement calcifiées.

2. Cathéters : Les cathéters sont un pont qui amène les instruments chirurgicaux au site malade. Ils peuvent être divisés en cathéters de diagnostic et cathéters de traitement interventionnel selon leurs utilisations.

(1) Cathéter de contraste : utilisé pour l'angiographie, avec une bonne visualisation et une bonne conformité. Les formes courantes incluent Cobra, Judkins, etc.

(2) Cathéter de soutien : fournit un soutien et aide le fil-guide à traverser la lésion, et convient au traitement des lésions occlusives chroniques.

(3) Microcathéter : de petit diamètre, souvent utilisé en conjonction avec des microguides, utilisé pour traverser de petits vaisseaux sanguins ou des lésions complexes, particulièrement adapté aux maladies vasculaires artérielles périphériques et intracrâniennes.

L'appariement raisonnable des fils guides et des cathéters est la condition préalable à une intervention chirurgicale réussie. Les consommables appropriés doivent être sélectionnés en fonction des caractéristiques de la lésion pendant les opérations cliniques afin de garantir la sécurité et l'efficacité.

II. Cathéter de dilatation à ballonnet

Le cathéter de dilatation à ballonnet est l'un des outils de traitement importants pour la chirurgie intraluminale et est largement utilisé pour la recanalisation de la sténose vasculaire et des lésions occlusives et pour la pré-dilatation ou la post-dilatation des vaisseaux sanguins avant et après la pose du stent.

1. Type de ballon : Selon leur structure et leur objectif, les cathéters de dilatation à ballon comprennent principalement :

(1) Ballon conforme : il a une douceur et une souplesse élevées et convient aux situations dans lesquelles les vaisseaux sanguins sont mous et se dilatent à basse pression, comme la dilatation des artères périphériques.

(2) Ballon non conforme : il a une pression d'expansion élevée et peut fournir une force d'expansion uniforme et précise. Il est souvent utilisé pour l'expansion post-stent et le traitement des lésions calcifiées.

(3) Ballon de coupe : avec des micro-lames ou des bandes métalliques sur la surface, il convient aux lésions présentant une fibrose ou une calcification sévère et peut réduire efficacement l'incidence de la resténose.

(4) Ballon enduit de médicament (DCB) : La surface du ballon est recouverte de médicaments antiprolifératifs, qui libèrent des médicaments tout en dilatant les vaisseaux sanguins, inhibent la prolifération de l'intima et réduisent le risque de resténose.

2. Points clés de l'opération de dilatation du ballon

Pendant le processus d'expansion du ballon, vous devez faire attention aux points de fonctionnement suivants :

(1) Mesurez avec précision la longueur et le diamètre de la lésion et sélectionnez un ballon répondant aux spécifications appropriées.

(2) La pression de remplissage du ballon doit être progressivement augmentée pour éviter une expansion excessive et une rupture vasculaire.

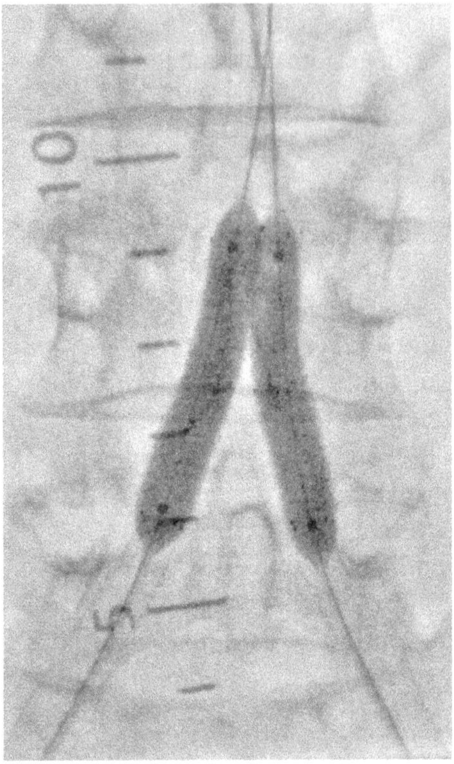

Légende : Technique de dilatation par baiser par ballonnet de la double artère iliaque

(3) Une angiographie est nécessaire après dilatation pour évaluer l'effet de dilatation et les complications, telles que la dissection ou la thrombose.

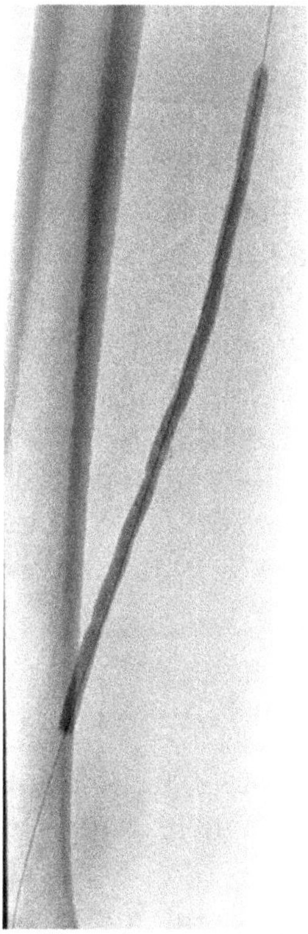

Remarque : Image de dilatation par ballonnet d'une occlusion superficielle de l'artère fémorale

Les cathéters de dilatation à ballonnet sont largement utilisés en chirurgie intraluminale, en particulier dans les maladies artérielles périphériques et les interventions coronariennes, et sont devenus une procédure standard.

III. Stents intravasculaires

Les stents intravasculaires sont des consommables importants utilisés pour soutenir les vaisseaux sanguins malades et restaurer la perméabilité des vaisseaux sanguins pendant la chirurgie endovasculaire. Ils sont largement utilisés dans le traitement de la sténose artérielle, de l'occlusion, de l'anévrisme et d'autres lésions.

1. Type de support

(1) Stent auto-expansible : fabriqué en alliage nickel-titane, il est sensible à la température et peut se dilater automatiquement après sa libération. Il convient aux artères périphériques et aux vaisseaux sanguins plus gros.

(2) Stent expansible par ballon : repose sur l'expansion et le moulage du ballon, a une forte force de soutien et convient aux artères coronaires et aux lésions présentant une sténose sévère.

(3) Stent couvert : la surface du stent est recouverte d'un film qui peut isoler efficacement le flux sanguin et convient à la réparation endovasculaire de l'anévrisme de l'aorte (EVAR) et à la rupture des vaisseaux sanguins.

(4) Stent à élution médicamenteuse (DES) : la surface est recouverte de médicaments antiprolifératifs, qui peuvent inhiber la prolifération de l'intima et réduire l'incidence de la resténose. Il est principalement utilisé dans les artères coronaires et certaines artères périphériques.

2. Points clés pour la pose du stent

(1) L'étendue de la lésion doit être évaluée avec précision avant la chirurgie et un stent de longueur et de diamètre appropriés doit être sélectionné.

(2) La libération du stent doit être effectuée sous guidage d'image pour garantir un positionnement précis et éviter tout déplacement ou désalignement.

(3) Une angiographie est nécessaire après la pose du stent pour évaluer l'adhérence du stent et l'amélioration du flux sanguin.

Une sélection et un fonctionnement raisonnables des stents sont la clé du succès de la chirurgie endovasculaire. Les cliniciens doivent effectuer des sélections individuelles en fonction des caractéristiques de la lésion et de l'état du patient.

IV. Consommables d'embolisation

La technologie d'embolisation est une méthode de traitement importante en chirurgie endovasculaire. Elle est principalement utilisée pour contrôler les saignements, obstruer les vaisseaux sanguins anormaux et traiter les fistules artérioveineuses et d'autres maladies.

1. Matériels emboliques

(1) Bobines à ressort métallique : souvent utilisées pour l'embolisation des anévrismes et des fistules vasculaires, et peuvent former une embolisation mécanique après libération.

(2) Agents d'embolisation de microparticules : tels que les particules d'alcool polyvinylique (PVA), qui conviennent à l'embolisation des vaisseaux sanguins tumoraux et au contrôle des saignements artériels.

(3) Agents emboliques liquides : tels que le NBCA (cyanoacrylate d'alpha-n-butyle) et l'Onyx, qui peuvent pénétrer dans les petits vaisseaux sanguins et former une embolie permanente.

(4) Stent couvert : lorsqu'un gros vaisseau sanguin est rompu ou malade, le stent est utilisé pour isoler le flux sanguin et obtenir un effet d'embolisation.

2. Points clés de l'opération d'embolisation

(1) Sélectionnez les matériaux d'embolisation appropriés en fonction de la nature de la lésion et de la cible d'embolisation.

(2) Pendant le processus d'embolisation, le dosage de l'agent embolique doit être strictement contrôlé pour éviter une embolisation excessive ou une embolisation des vaisseaux sanguins normaux distaux.

(3) Une évaluation par imagerie postopératoire est nécessaire pour confirmer l'effet d'embolisation et les complications.

Les consommables d'embolisation jouent un rôle important dans le contrôle des saignements et le traitement des tumeurs, offrant aux patients des méthodes de traitement peu invasives et efficaces.

V. Autres consommables intracavités couramment utilisés

Outre les instruments mentionnés ci-dessus, la chirurgie intraluminale implique également d'autres consommables importants, tels que les cathéters d'aspiration de thrombus, les cathéters d'ablation au laser, les appareils d'ablation par radiofréquence, etc. L'utilisation rationnelle de ces consommables élargit encore les indications de la chirurgie endovasculaire et rend le traitement des maladies vasculaires plus complet et plus précis.

Les consommables intraluminaux couramment utilisés constituent une partie importante de la chirurgie endovasculaire, et leur sélection et leur utilisation affectent directement le taux de réussite et l'efficacité de la chirurgie. Les cliniciens doivent sélectionner de manière rationnelle les fils guides, les cathéters, les ballons, les stents et les matériaux d'embolisation en fonction des caractéristiques de la lésion, de l'état du patient et des objectifs chirurgicaux afin de garantir la sécurité et l'efficacité de l'intervention chirurgicale. Dans le même temps, avec le développement de nouveaux matériaux et technologies, les consommables intraluminaux deviendront plus intelligents et précis, offrant ainsi des perspectives plus larges pour le développement du domaine de la chirurgie vasculaire.

SECTION 3 INDICATIONS ET CONTRE-INDICATIONS DE LA CHIRURGIE ENDOVASCULAIRE

I. Indications de la chirurgie endovasculaire

En tant que technique mini-invasive importante en chirurgie vasculaire, la chirurgie endovasculaire a continuellement élargi ses indications et couvre de multiples maladies du système vasculaire. Selon les différents types de lésions et les caractéristiques des patients, la clarification des indications chirurgicales est la condition préalable pour garantir les effets du traitement et la sécurité des patients.

1. Sténose athéroscléreuse et occlusion

L'athérosclérose est l'une des indications les plus courantes de la chirurgie endovasculaire, notamment dans les maladies artérielles périphériques.

(1) Maladie artérielle périphérique (MAP) : chez les patients présentant une sténose ou une occlusion des artères des membres inférieurs telles que l'artère fémorale superficielle et l'artère iliaque, la chirurgie endovasculaire par dilatation par ballonnet et implantation de stent peut aider à rétablir le flux sanguin et à améliorer les symptômes ischémiques. Il convient aux patients présentant des symptômes de claudication évidents et de faibles effets du traitement médicamenteux.

(2) Sténose de l'artère carotide : l'implantation d'un stent de l'artère carotide (CAS) est un traitement efficace contre la maladie de l'artère carotide sévèrement sténosée, en particulier chez les patients présentant un risque élevé d'accident vasculaire cérébral ischémique.

(3) Maladie coronarienne : la chirurgie transluminale de l'artère coronaire (ICP) convient aux patients souffrant d'angor instable, d'infarctus aigu du myocarde et de sténose de l'artère coronaire difficile à contrôler avec des médicaments.

2. Maladie de l'aorte et des gros vaisseaux

La chirurgie endovasculaire joue un rôle important dans le traitement des maladies aortiques , notamment dans les situations suivantes :

(1) Anévrisme de l'aorte : la réparation endovasculaire de l'anévrisme de l'aorte abdominale (EVAR) et la réparation de l'anévrisme de l'aorte thoracique (TEVAR) sont les premiers choix pour le traitement mini-invasif des anévrismes de l'aorte et conviennent aux patients dont le diamètre atteint les normes chirurgicales mais ne peuvent pas tolérer la chirurgie.

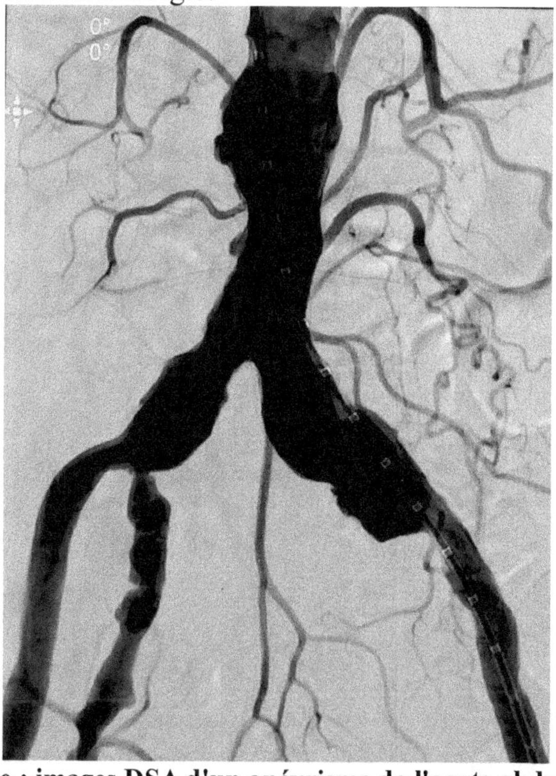

Remarque : images DSA d'un anévrisme de l'aorte abdominale et d'un anévrisme de l'artère iliaque

(2) Dissection aortique : pour la dissection aortique de type B de Stanford, l'implantation d'un stent intraluminal peut efficacement sceller la brèche de dissection et reconstruire le canal de circulation sanguine.

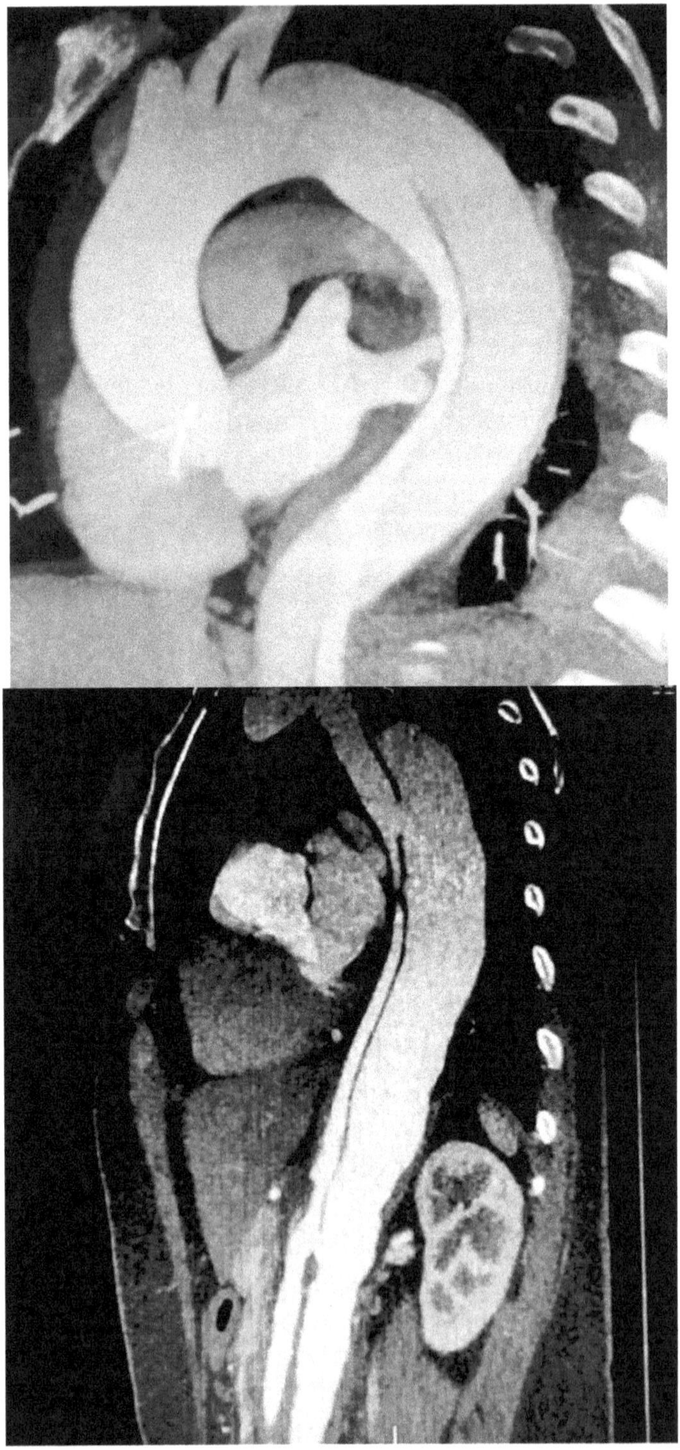

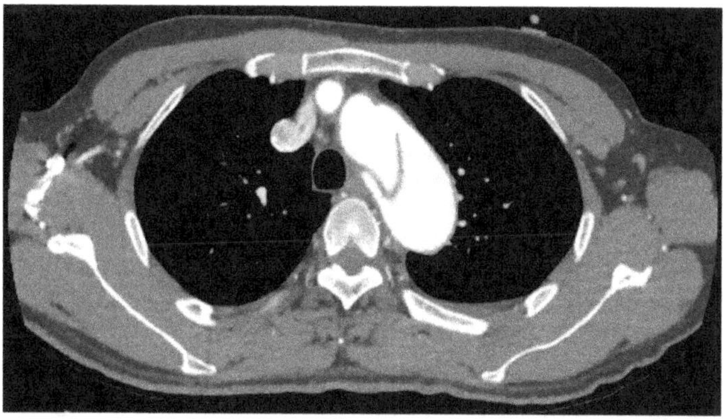

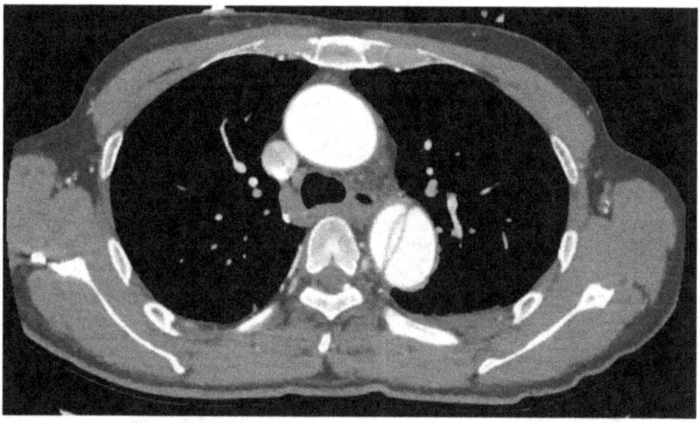

Remarque : image CTA de la dissection de l'aorte thoracique

(3) Pseudo-anévrisme artériel et lésion pénétrante : des stents intraluminaux ou des stents couverts peuvent être utilisés pour réparer les vaisseaux sanguins endommagés et éviter des saignements majeurs.

3. Maladies du système veineux

La chirurgie endovasculaire des maladies veineuses est principalement adaptée aux insuffisances veineuses chroniques et aux lésions liées à la thrombose, notamment :

(1) Thrombose veineuse profonde (TVP) des membres inférieurs : Pour les patients présentant une thrombose aiguë, le canal veineux peut être reconstruit par aspiration de thrombus, thrombolyse par cathéter et pose de stent.

(2) Sténose ou occlusion veineuse : la dilatation intraluminale par ballonnet et l'implantation de stent conviennent aux patients présentant des symptômes causés par un œdème des membres ou une hypertension veineuse.

(3) Varices et reflux veineux : L'ablation par radiofréquence et la thérapie au laser sont des traitements efficaces contre l'insuffisance de la grande veine saphène.

4. Autres indications

(1) Fistule artérioveineuse : la technologie d'embolisation intraluminale convient aux fistules artérioveineuses congénitales ou iatrogènes afin de bloquer les voies anormales.

(2) Maladies hémorragiques : telles que les hémorragies de l'artère viscérale, le traitement par embolisation peut arrêter rapidement les hémorragies et convient aux patients présentant des hémorragies aiguës.

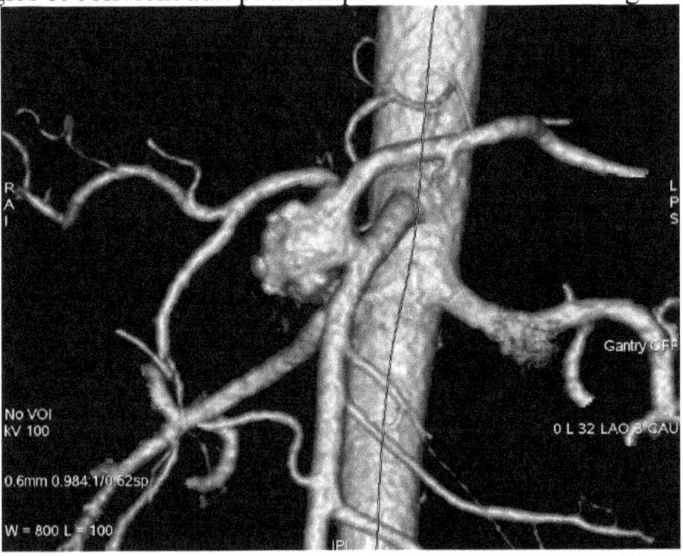

Remarque : image CTA d'un anévrisme du tronc coeliaque

Clarifier les indications de la chirurgie endovasculaire peut aider les cliniciens à formuler des plans de traitement scientifiques et raisonnables pendant le processus de diagnostic et de traitement afin de garantir la sécurité et l'efficacité de la chirurgie.

II. Contre-indications à la chirurgie endoluminale

Bien que la chirurgie endovasculaire présente l'avantage d'être peu invasive et très efficace, tous les patients atteints d'une maladie vasculaire ne sont pas candidats à ce type de traitement. Un contrôle strict des contre-indications est le principe fondamental pour garantir la sécurité des patients.

1. Contre-indications absolues

(1) Personnes allergiques ou contre-indiquées aux produits de contraste : la chirurgie intraluminale nécessite des produits de contraste pour l'imagerie vasculaire. Pour les patients présentant des allergies sévères aux produits de contraste iodés, la chirurgie doit être évitée ou des méthodes d'imagerie sans produit de contraste doivent être sélectionnées.

(2) Insuffisance hépatique et rénale sévère : étant donné que les produits de contraste augmenteront la charge sur les reins, les patients souffrant d'insuffisance hépatique et rénale sont sujets à des lésions rénales lors d'une chirurgie intraluminale, aggravant l'état d'origine.

(3) Infection aiguë ou septicémie : les interventions chirurgicales peuvent aggraver l'état d'infection et augmenter le risque de complications postopératoires.

(4) Dysfonctionnement de la coagulation : les patients présentant des anomalies de la coagulation sont sujets aux saignements peropératoires ou postopératoires et ne peuvent tolérer les procédures interventionnelles.

2. Contre-indications relatives

(1) Calcification vasculaire grave ou structure anatomique anormale : par exemple, des vaisseaux sanguins gravement tordus et des lésions calcifiées empêchent les fils guides et les cathéters de passer, ce qui rend les opérations chirurgicales difficiles et risquées.

(2) Thrombose étendue : chez les patients présentant une charge de thrombus importante, la chirurgie endovasculaire peut provoquer la chute de l'embolie, conduisant à une embolie distale.

(3) Les patients âgés et atteints de maladies sous-jacentes graves, telles qu'une insuffisance cardio-pulmonaire, des séquelles d'accident vasculaire cérébral, etc., ont une mauvaise tolérance à la chirurgie et doivent peser les risques et les avantages.

(4) Grossesse : les produits de contraste et l'exposition aux rayonnements peuvent affecter le développement du fœtus, et la chirurgie intracavitaire doit être évitée dans les situations non urgentes.

3. Évaluation des risques et traitement

Pour les patients présentant des contre-indications relatives, les cliniciens doivent procéder à une évaluation préopératoire complète et prendre les mesures correspondantes pour réduire les risques chirurgicaux :

(1) Les personnes allergiques aux produits de contraste peuvent utiliser des produits de contraste non iodés ou suivre un traitement de désensibilisation.

(2) Les patients souffrant d'insuffisance rénale doivent être suffisamment hydratés avant la chirurgie, utiliser un produit de contraste à faible osmolaire pendant la chirurgie et surveiller les modifications de la fonction rénale après la chirurgie.

(3) Pour les patients présentant une fonction de coagulation anormale, la chirurgie doit être pratiquée après avoir corrigé les indicateurs de coagulation.

Un dépistage strict des patients, une maîtrise des contre-indications et une évaluation des risques constituent des fondements importants pour garantir la sécurité de la chirurgie endovasculaire.

III. Évaluation individualisée des indications et contre-indications

La détermination des indications et des contre-indications de la chirurgie endovasculaire doit être basée sur les caractéristiques de la maladie du patient, son état systémique et ses besoins individuels, et être évaluée sur une base individuelle.

1. Évaluation par imagerie :

Utiliser l'angiographie CT (CTA), l'angiographie par résonance magnétique (ARM) et l'échographie pour clarifier l'emplacement, l'étendue et l'étendue de la maladie et déterminer la faisabilité de la chirurgie.

2. Évaluation de l'état du corps entier

(1) Évaluation de la fonction cardiopulmonaire : s'assurer que le patient peut tolérer l'opération chirurgicale et les éventuelles complications peropératoires.

(2) Évaluation de la fonction hépatique et rénale : éviter les produits de contraste et les interventions chirurgicales aggravant les lésions de la fonction hépatique et rénale.

(3) Test de la fonction de coagulation : dépistage des risques hémorragiques pour garantir une mise en œuvre sûre de la chirurgie.

3. Besoins des patients et évaluation du pronostic

En fonction des symptômes du patient et de ses besoins en matière de qualité de vie, pesez les risques et les avantages de la chirurgie et formulez un plan de traitement individualisé. Par exemple, pour les patients âgés souffrant de maladies sous-jacentes, la chirurgie endovasculaire doit être soigneusement sélectionnée et pleinement communiquée aux patients et à leurs familles.

Une compréhension raisonnable des indications et contre-indications de la chirurgie endovasculaire est la clé pour garantir la sécurité et l'efficacité de la chirurgie. Dans la pratique clinique, les médecins doivent sélectionner les patients adaptés à un traitement endovasculaire en fonction des caractéristiques de la lésion, de l'état général du patient et de l'évaluation par imagerie, et exclure les personnes à haut risque présentant des contre-indications. Grâce à une évaluation individualisée et à une collaboration multidisciplinaire, la chirurgie endovasculaire peut mieux offrir aux patients des options de traitement précises et sûres pour les maladies vasculaires.

SECTION 4 COMPLICATIONS ET TRAITEMENT

En tant que méthode de traitement importante en chirurgie vasculaire, la chirurgie endovasculaire est progressivement devenue la méthode de traitement privilégiée pour les maladies vasculaires en raison de ses avantages en matière de petits traumatismes et de récupération rapide. Cependant, en raison de la spécificité de la chirurgie et des différences individuelles entre les patients, diverses complications peuvent encore survenir pendant et après la chirurgie. Les cliniciens doivent connaître les types, les mécanismes et les mesures de traitement de ces complications pour garantir la sécurité des patients et optimiser les résultats chirurgicaux.

I. Complications peropératoires et prise en charge

1. Complications liées à la ponction

La ponction est la première étape de la chirurgie endovasculaire et les complications courantes comprennent le saignement au site de ponction, le pseudo-anévrisme et la formation de fistule artérioveineuse.

(1) Causes et mécanismes : principalement causés par une technique de ponction inappropriée, l'utilisation de gaines de grand diamètre ou une fonction de coagulation anormale du patient.

(2) Mesures de traitement : un saignement léger peut être traité avec un bandage compressif ; un saignement grave nécessite une compression locale rapide, une fermeture par agrafeuse vasculaire du port de ponction ou une réparation chirurgicale. Les pseudo-anévrismes peuvent être traités par compression ou embolisation guidée par échographie, tandis que les fistules artérioveineuses nécessitent une fermeture endoluminale ou une réparation chirurgicale selon la maladie.

2. Complications liées au cathéter et au dispositif : Des dommages au dispositif, une transplantation ectopique et une embolisation distale peuvent survenir lors de l'utilisation de fils guides, de ballons et de stents.

(1) Dommages au dispositif : par exemple, le fil guide pénètre dans la paroi du vaisseau sanguin, provoquant une rupture ou un saignement du vaisseau sanguin. Les mesures de traitement comprennent une pression locale pour arrêter le saignement et la mise en place d'un stent couvert pour sceller la brèche. Dans les cas graves, une réparation chirurgicale est nécessaire.

(2) Déplacement du support : une mauvaise position ou une fixation faible lorsque le stent est libéré peut provoquer un déplacement. Le repositionnement est guidé par imagerie pendant l'opération, et des pinces à stent sont utilisées pour retirer ou implanter un nouveau stent si nécessaire.

(3) Embolisation distale : l'embolie vasculaire distale est due à des débris provenant de tissus malades et à une perte de thrombus. Le traitement peut être par aspiration par cathéter ou thrombolyse locale, et les mesures préventives comprennent une anticoagulation préopératoire optimisée et l'utilisation peropératoire de filtres.

3. Complications liées aux produits de contraste

L'utilisation de produits de contraste peut provoquer des lésions rénales aiguës et des réactions allergiques.

(1) Lésion rénale aiguë : survient principalement chez les patients présentant une insuffisance rénale. Les mesures de prise en charge comprennent l'hydratation préopératoire, l'utilisation peropératoire de produits de contraste à faible osmolaire et la surveillance postopératoire de la fonction rénale.

(2) Réaction allergique : se manifestant par une éruption cutanée, des difficultés respiratoires ou un choc anaphylactique. Le produit de contraste doit être arrêté immédiatement, des médicaments anti-allergiques doivent être administrés et, dans les cas graves, une intubation endotrachéale et un traitement hormonal doivent être effectués.

II. Complications postopératoires précoces et traitement

1. Hématome et saignement au site de ponction : L'hématome et le saignement au site de ponction après une intervention chirurgicale sont les complications précoces les plus courantes.

(1) Cause et mécanisme : Hémostase postopératoire insuffisante ou utilisation d'anticoagulants par le patient.

(2) Mesures de traitement : de petits hématomes peuvent être observés et une pression locale est appliquée ; les hématomes plus importants nécessitent un drainage par ponction ou une ablation chirurgicale des hématomes. Ceux qui saignent ont besoin d'une compression immédiate pour arrêter le saignement ou d'un traitement avec des dispositifs de fermeture des vaisseaux sanguins.

2. Thrombose et embolie : Des modifications hémodynamiques postopératoires peuvent provoquer une thrombose ou une embolie distale. **Mesures de traitement** : La prévention est essentielle, notamment l'anticoagulation peropératoire et la mobilisation postopératoire précoce des membres inférieurs. Les thrombus établis peuvent être traités avec des médicaments anticoagulants, un traitement thrombolytique ou une thrombectomie interventionnelle.

3. Hyperplasie intimale du stent et occlusion aiguë : Une occlusion aiguë ou une hyperplasie intimale peuvent survenir après l'implantation du stent, entraînant une obstruction du flux sanguin.

(1) Causes et mécanismes : mauvaise libération du stent, thrombose locale et endothélialisation anormale.

(2) Mesures de traitement : l'occlusion aiguë peut être traitée par thrombolyse par cathéter, thrombectomie ou dilatation par ballonnet ; l'hyperplasie intimale peut être traitée par dilatation par ballonnet ou par mise en place d'un stent couvert.

III. Complications postopératoires à long terme et traitement

1. Resténose intra-stent : la resténose intra-stent est l'une des complications à long terme les plus courantes de la chirurgie endoluminale, principalement causée par une hyperplasie ou une thrombose de l'intima du stent. La dilatation du ballonnet enduit de médicament peut inhiber efficacement l'hyperplasie de l'intima. Les cas graves nécessitent l'implantation d'un nouveau stent ou une thrombectomie intraluminale. Un suivi régulier par imagerie est essentiel à une détection précoce.

2. Déplacement et fracture du stent : Le stent peut se déplacer ou se casser en raison de la fatigue du matériau lors d'une utilisation à long terme. Le stent déplacé peut être repositionné ou complété par une chirurgie endoluminale. Le stent cassé doit être retiré ou traité de manière conservatrice en fonction des symptômes du patient.

3. Expansion de l'anévrisme et endofuite : Une expansion de l'anévrisme ou une endofuite peut survenir après une réparation endovasculaire de l'aorte (EVAR), en particulier chez les patients présentant une cavité anévrismale irrégulière. Pour les endofuites de type I et III, une réparation de stent ou des stents couverts supplémentaires peuvent être utilisés ; les endofuites de type II peuvent être traitées par embolisation ; les endofuites de type IV sont généralement causées par une fuite du matériau du stent et peuvent être observées et suivies.

IV. Stratégies de prévention des complications

1. Évaluation et préparation préopératoires

(1) Améliorer les examens d'imagerie préopératoires et évaluer avec précision la structure anatomique de la lésion.

(2) Évaluer l'état de base du patient, y compris la fonction de coagulation, la fonction hépatique et rénale, et effectuer une intervention préopératoire si nécessaire.

(3) Informer pleinement le patient des risques de la chirurgie et obtenir son consentement éclairé.

2. Spécifications opératoires peropératoires

(1) Suivez strictement les principes de fonctionnement aseptique pour éviter toute infection.

(2) Opération précise sous guidage par imagerie pour empêcher les cathéters et les instruments d'endommager les vaisseaux sanguins.

(3) Surveiller l'hémodynamique du patient pendant la chirurgie et détecter les anomalies en temps opportun.

3. Prise en charge et suivi postopératoire

(1) Renforcer l'anticoagulation postopératoire et le traitement antiplaquettaire pour prévenir la thrombose.

(2) Effectuer un suivi d'imagerie régulier après la chirurgie pour surveiller la position du stent, le flux sanguin et la progression des lésions.

(3) Détecter les complications tôt et intervenir rapidement pour éviter une aggravation de la maladie.

La survenue de complications en chirurgie endovasculaire est le résultat de l'action combinée de plusieurs facteurs, impliquant la préparation préopératoire, l'intervention peropératoire et la prise en charge postopératoire. Les cliniciens doivent avoir une compréhension approfondie des caractéristiques et des principes de traitement des complications peropératoires et postopératoires, mettre en œuvre une prévention précise et une intervention précoce, réduire l'incidence des complications et optimiser l'effet clinique de la chirurgie endovasculaire.

Chapitre 10

Chirurgie

En tant qu'élément important du traitement chirurgical vasculaire, la chirurgie chirurgicale occupe encore une place irremplaçable dans la pratique clinique. Avec le développement de la technologie médicale et de la technologie mini-invasive, la chirurgie endovasculaire est progressivement devenue le choix courant pour le traitement chirurgical vasculaire. Cependant, pour certaines maladies vasculaires complexes, difficiles ou ne pouvant être résolues par la chirurgie endovasculaire, la chirurgie chirurgicale reste efficace. méthode de traitement. En particulier dans le traitement des maladies artérielles périphériques, des anévrismes de l'aorte, des maladies du système veineux et des lésions vasculaires traumatiques, la précision et la fiabilité de la chirurgie chirurgicale la rendent indispensable dans la pratique clinique. La chirurgie vasculaire a des exigences techniques strictes, notamment un positionnement anatomique précis, une manipulation vasculaire fine, une bonne technique aseptique et un contrôle des saignements peropératoires, ce qui met grandement à l'épreuve la collaboration globale et le niveau technique de l'équipe chirurgicale. Par rapport à d'autres opérations chirurgicales, la particularité de la chirurgie vasculaire réside dans sa grande sensibilité à l'hémodynamique. Toute opération subtile peut entraîncr des complications telles qu'une thrombose, une resténose et des saignements. Le chirurgien doit donc posséder des connaissances théoriques et fondamentales approfondies. riche expérience clinique.

Les opérations de chirurgie vasculaire comprennent principalement l'anastomose vasculaire, le pontage, l'ablation du thrombus, la résection d'anévrisme et la réparation vasculaire. Chaque intervention chirurgicale a des indications et des contre-indications claires, et une sélection raisonnable doit être effectuée en fonction de l'état du patient, de sa structure anatomique et de son état général. Ces dernières années, grâce aux progrès continus de la technologie de microchirurgie, des instruments chirurgicaux et de la technologie d'imagerie, la précision et la sécurité des opérations chirurgicales ont été considérablement améliorées, ainsi que le pronostic des patients.

En outre, la chirurgie chirurgicale joue également un rôle clé dans le traitement des patients gravement malades, tels qu'une rupture vasculaire aiguë, une embolie artérielle, une rupture vasculaire causée par un traumatisme grave, etc. La chirurgie endovasculaire peut ne pas être possible en raison de limitations techniques, alors que la chirurgie chirurgicale peut compléter la reconstruction vasculaire directement et rapidement pour sauver la vie du patient. Par conséquent , les chirurgiens vasculaires doivent posséder des compétences à la fois endovasculaires et chirurgicales pour réaliser un diagnostic et un traitement collaboratifs multidisciplinaires et fournir aux patients des plans de traitement individualisés et optimisés.

Ce chapitre se concentrera sur la chirurgie vasculaire, couvrant les procédures chirurgicales, les options chirurgicales, les points techniques, la gestion périopératoire, etc., afin de fournir aux cliniciens des conseils théoriques complets et une référence technique.

SECTION 1 : PROCESSUS CHIRURGICAL ET SÉLECTION DE LA MÉTHODE CHIRURGICALE

I. La procédure chirurgicale

1. Évaluation et préparation préopératoires

Le succès de la chirurgie chirurgicale repose sur une évaluation préopératoire complète et précise, comprenant la collecte des antécédents du patient, un examen physique et des examens d'imagerie.

(1) Antécédents médicaux et examen physique : comprendre les maladies de base, les lésions vasculaires et l'état de la fonction de coagulation du patient, et évaluer la tolérance chirurgicale.

(2) Examen d'imagerie : l'échographie, l'angiographie CT (CTA), l'angiographie par résonance magnétique (ARM) et d'autres technologies sont utilisées pour clarifier l'emplacement, l'étendue et l'anatomie environnante de la lésion.

(3) Préparation préopératoire : comprenant la préparation du sang, les mesures anti-infectieuses et la formulation de protocoles d'anticoagulation, ainsi que l'explication des risques chirurgicaux aux patients et à leurs familles et l'obtention d'un consentement éclairé.

2. Anesthésie et position chirurgicale

(1) Sélection de l'anesthésie : la plupart des chirurgies vasculaires utilisent une anesthésie générale et l'anesthésie neuraxiale peut être sélectionnée pour certaines chirurgies vasculaires des membres inférieurs.

(2) Position chirurgicale : Ajustez la position en fonction du site chirurgical. Par exemple, la position couchée est utilisée pour la chirurgie vasculaire des membres supérieurs, la position de lithotomie ou la position couchée peut être utilisée pour la chirurgie vasculaire des membres inférieurs, et la chirurgie aortique nécessite ajustement de la position en fonction de la conception de l'incision.

3. Procédure chirurgicale

(1) Sélection de l'incision : concevoir raisonnablement l'incision en fonction de l'emplacement de la lésion vasculaire et de la procédure chirurgicale. Par exemple, l'incision inguinale est utilisée pour la chirurgie de l'artère fémorale et l'incision médiane est utilisée pour la chirurgie de l'aorte abdominale.

(2) Exposition des vaisseaux sanguins : une opération minutieuse est nécessaire pour séparer les tissus autour des vaisseaux sanguins afin d'éviter d'endommager les nerfs périphériques, les veines et les vaisseaux lymphatiques.

(3) Blocage et fonctionnement des vaisseaux sanguins : utilisez un dispositif de blocage des vaisseaux sanguins pour bloquer le flux sanguin et effectuer une incision des vaisseaux sanguins, l'élimination du thrombus ou une transplantation de pontage.

(4) Anastomose vasculaire : utilisez une anastomose bout à bout, une anastomose bout à bout ou une anastomose latérale pour garantir un flux sanguin fluide et aucune fuite au niveau de l'anastomose.

(5) Contrôle du saignement et fermeture abdominale : Vérifiez le saignement au niveau de l'anastomose et de la zone chirurgicale après l'opération, et fermez l'incision après avoir confirmé l'hémostase complète.

II. Interventions chirurgicales et indications courantes

1. Pontage vasculaire

Le pontage vasculaire est une intervention chirurgicale importante pour le traitement des maladies vasculaires occlusives. Il établit un canal de circulation sanguine en transplantant des vaisseaux sanguins autologues ou artificiels pour contourner le segment occlus et restaurer l'apport sanguin distal.

(1) Indications : artériosclérose oblitérante, lésions artérielles des membres inférieurs provoquées par le diabète, occlusion de l'artère iliaque, etc.

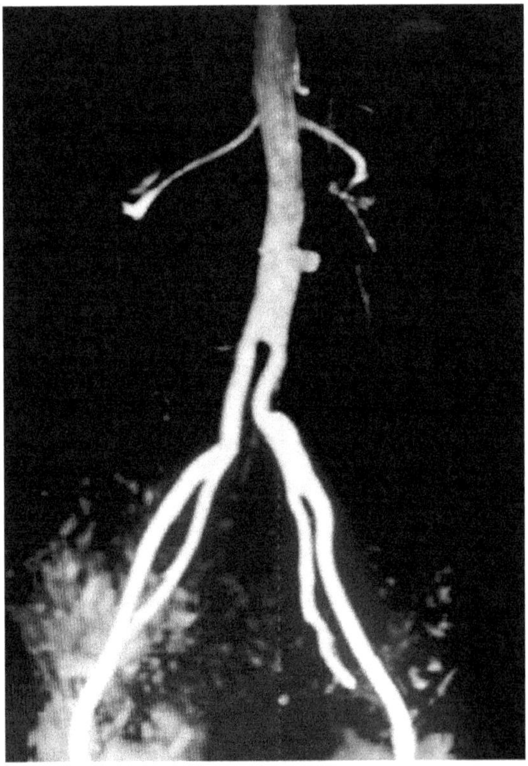

Remarque : image CTA après une greffe vasculaire de type Y sur l'aorte abdominale

(2) Points techniques : Sélectionner le matériel vasculaire approprié (veine saphène autologue ou vaisseau sanguin artificiel), réaliser une anastomose vasculaire avec précision et assurer un pontage en douceur.

2. Thromboendartériectomie

Cette procédure est principalement utilisée pour la sténose artérielle ou l'occlusion causée par une thrombose. Elle rétablit la perméabilité de la cavité vasculaire en éliminant l'intima vasculaire et le thrombus attaché.

(1) Indications : sténose de l'artère carotide, thrombose de l'artère fémorale, etc.

(2) Points techniques : Après incision vasculaire, l'intima est soigneusement décollée pour éviter d'endommager la couche intermédiaire et l'adventice, et une reconstruction vasculaire est réalisée après la chirurgie.

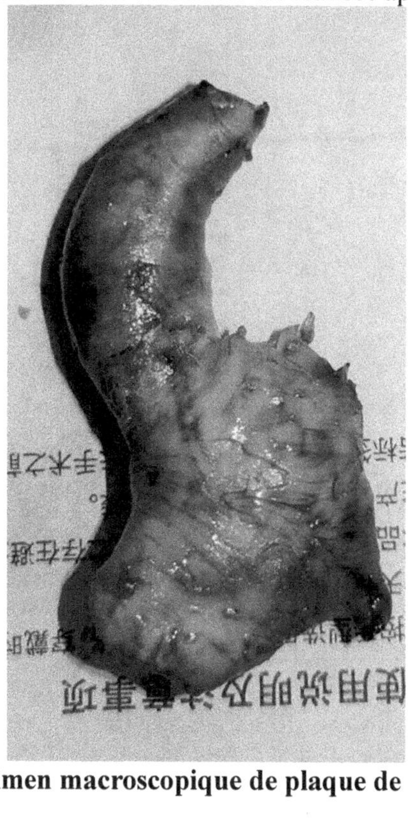

Légende : Spécimen macroscopique de plaque de l'artère carotide

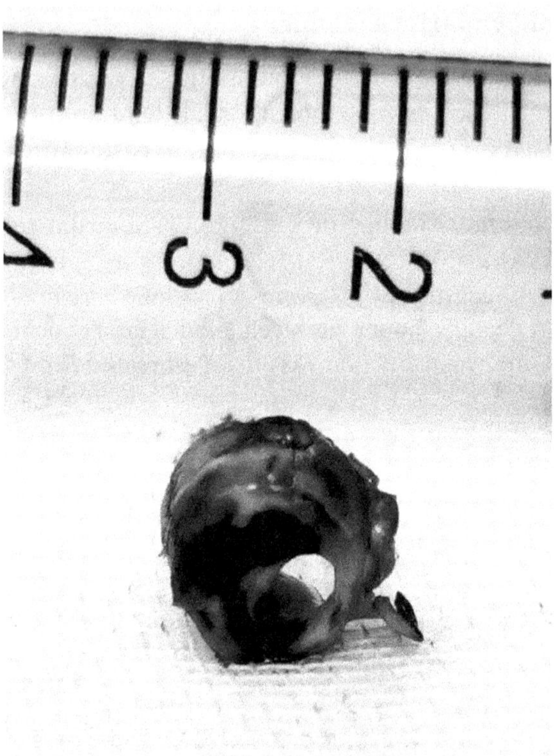

Légende : Échantillon transversal de plaque de l'artère carotide

3. Résection d'anévrisme et reconstruction vasculaire

Pour les anévrismes plus volumineux, en particulier ceux présentant un risque de rupture, une résection d'anévrisme et une reconstruction des canaux de circulation sanguine sont nécessaires.

(1) Indications : anévrisme de l'aorte abdominale, anévrisme de l'artère fémorale et anévrisme de l'artère périphérique des membres, etc.

(2) Points techniques : Séparer avec précision l'anévrisme, protéger les structures importantes environnantes et reconstruire l'anévrisme avec des vaisseaux sanguins artificiels ou des vaisseaux sanguins autologues après résection.

4. Chirurgie de réparation vasculaire

La réparation vasculaire permet de réparer des lésions vasculaires traumatiques ou iatrogènes et de rétablir la continuité des vaisseaux sanguins.

(1) Indications : rupture artérielle traumatique, lésion vasculaire iatrogène, etc.

(2) Points techniques : Choisir la suture vasculaire, la réparation par patch ou l'anastomose bout à bout selon le degré de la lésion.

III. Principes de sélection des techniques chirurgicales

Le choix de la méthode chirurgicale nécessite un jugement complet basé sur l'état spécifique du patient, les caractéristiques anatomiques de la lésion et son état général, ainsi que sur l'expérience du chirurgien et les risques chirurgicaux.

1. Caractéristiques anatomiques de la lésion : les lésions occlusives conviennent au pontage et les sténoses localisées conviennent à la thromboendartériectomie.

2. Statut du patient : Les patients à haut risque devraient essayer de choisir des interventions chirurgicales moins invasives.

3. Objectifs chirurgicaux : rétablir la circulation sanguine, soulager les symptômes et sauver des membres ou des vies.

La chirurgie vasculaire comporte des procédures chirurgicales matures et diverses options chirurgicales. Les cliniciens doivent évaluer avec précision l'état du patient et formuler un plan chirurgical raisonnable basé sur les caractéristiques anatomiques et l'expérience du chirurgien. Grâce à la mise en œuvre stricte de procédures chirurgicales et d'opérations précises, la sécurité et l'efficacité de la chirurgie peuvent être assurées, et l'effet du traitement et le pronostic du patient peuvent être améliorés.

SECTION 2 SURVEILLANCE PEROPÉRATOIRE ET TRAITEMENT D'URGENCE

1. L'importance de la surveillance peropératoire

1. Objectif du suivi

En raison de la particularité du site opératoire et de la complexité de l'hémodynamique, la chirurgie vasculaire impose des exigences plus élevées en matière de surveillance peropératoire des paramètres physiologiques. En surveillant les signes vitaux des patients, la fonction de coagulation et les conditions de circulation sanguine en temps réel, les anomalies peuvent être détectées précocement pour garantir le bon fonctionnement et réduire l'incidence des complications.

2. Éléments de surveillance de routine

(1) Surveillance ECG : observez le rythme cardiaque et la fréquence cardiaque en temps réel, déterminez l'état de l'approvisionnement en sang du myocarde et soyez attentif aux arythmies et à l'ischémie myocardique.

(2) Surveillance de la pression artérielle : obtenez des données continues sur la pression artérielle grâce à une surveillance artérielle invasive (telle que le cathétérisme de l'artère radiale) pour maintenir une pression de perfusion appropriée et prévenir l'hypoperfusion d'organes causée par une hypotension ou une rupture vasculaire causée par l'hypertension.

(3) Surveillance de la pression veineuse centrale (CVP) : évaluez l'état du volume sanguin et la fonction cardiaque du patient et guidez la gestion des fluides.

(4) Analyse des gaz du sang artériel : surveiller dynamiquement la pression partielle d'oxygène, la pression partielle de dioxyde de carbone, l'équilibre acido-basique et les niveaux d'électrolytes, et corriger les anomalies en temps opportun.

(5) Surveillance de la fonction de coagulation : évaluez l'état de coagulation du patient grâce à des indicateurs tels que le temps de coagulation activé (ACT) et le temps de prothrombine (PT) pour garantir la sécurité pendant la chirurgie.

3. Surveillance spécifique

(1) Surveillance du débit sanguin : l'échographie Doppler, les sondes de débit sanguin et d'autres équipements sont utilisés pour évaluer la perméabilité des anastomoses vasculaires et des vaisseaux sanguins reconstruits en temps réel, et pour détecter rapidement une thrombose ou une sténose anastomotique.

(2) Surveillance du débit urinaire : le débit urinaire est un indicateur important qui reflète la perfusion rénale et l'hémodynamique systémique doit être maintenue > 0,5 ml/kg pendant la chirurgie.

(3) Surveillance de la saturation cérébrale en oxygène : lors d'une chirurgie de l'artère carotide ou de l'aorte, la surveillance de la saturation cérébrale en oxygène est d'une grande importance pour déterminer l'apport sanguin cérébral et peut prévenir efficacement les lésions cérébrales ischémiques.

II. Problèmes courants et traitement d'urgence pendant la chirurgie

1. Traitement des saignements massifs

Les saignements massifs sont l'une des complications les plus courantes et les plus dangereuses de la chirurgie vasculaire, principalement causés par des déchirures vasculaires, des fuites anastomotiques ou un dysfonctionnement de la coagulation. Les mesures d'urgence comprennent ① Appliquez immédiatement une pression pour arrêter le saignement. Si nécessaire, utilisez un bloqueur vasculaire pour bloquer temporairement le flux sanguin proximal et distal afin de créer des conditions propices à l'hémostase. ② Perfusez rapidement des cristalloïdes, des colloïdes et des produits sanguins (globules rouges, plasma, facteurs de coagulation) en fonction de la situation hémorragique. ③ Utilisez des matériaux hémostatiques locaux (éponge de gélatine, colle de fibrine, etc.) pour faciliter l'hémostase. ④ En cas de saignement incontrôlable, réparez en temps opportun les vaisseaux sanguins ou suturez à nouveau l'anastomose, et envisagez une reconstruction du greffon vasculaire si nécessaire.

2. Traitement de la thrombose

La thrombose peropératoire peut entraîner une interruption du flux sanguin distal et, dans les cas graves, une ischémie des membres, voire une nécrose. Les mesures d'urgence comprennent ① Utilisez un dissolvant de thrombus ou un cathéter de Fogarty pour retirer le thrombus et rétablir une circulation sanguine fluide. ② Réévaluer l'anastomose si nécessaire pour exclure une sténose mécanique ou une distorsion vasculaire. ③Ajoutez une anticoagulation supplémentaire à l'héparine pendant l'opération et ajustez la dose pour éviter la formation supplémentaire de thrombus.

3. Hypotension et hypoperfusion

L'hypotension est causée par des médicaments anesthésiques, des saignements, une hypovolémie ou une fonction cardiaque réduite. Dans les cas graves, elle peut entraîner une perfusion insuffisante des organes vitaux. Les mesures d'urgence comprennent : ① Reconstituer rapidement des cristalloïdes, des colloïdes ou des produits sanguins pour corriger l'hypovolémie. ② Utilisez des vasopresseurs (norépinéphrine, métahydroxylamine) pour maintenir la tension artérielle et assurer la perfusion des organes. ③Évaluez la fonction cardiaque et utilisez des médicaments inotropes (dopamine, dobutamine) pour améliorer le débit cardiaque si nécessaire.

4. Traitement de l'embolie gazeuse

L'embolie gazeuse est rare lors d'une chirurgie vasculaire, mais peut mettre la vie en danger si elle survient. Elle est principalement causée par l'air entrant dans le flux sanguin lors des opérations d'ouverture des vaisseaux sanguins. Les mesures d'urgence comprennent ① Abaisser immédiatement la position chirurgicale pour empêcher l'air de pénétrer davantage dans la circulation cardio-pulmonaire. ② Retirez l'embolie gazeuse dès que possible par compression cardiaque ou aspiration à pression négative. ③L'oxygénothérapie à haute concentration améliore l'oxygénation et réduit le volume de l'embolie gazeuse. ④ Surveiller l'hémodynamique et effectuer une reconstruction du flux sanguin pour rétablir la perfusion si nécessaire.

III. Collaboration entre surveillance peropératoire et intervention d'urgence

Le succès de la surveillance peropératoire et de la gestion des urgences repose sur un degré élevé de collaboration entre les équipes multidisciplinaires, comprenant les chirurgiens, les anesthésiologistes, les équipes infirmières et le personnel de surveillance des équipements.

1. Partage d'informations : Le chirurgien et l'équipe d'anesthésie communiquent en temps réel sur la tension artérielle, la fréquence cardiaque, les saignements et d'autres conditions du patient pour prédire les risques à l'avance.

2. Réponse rapide : Une fois qu'une anomalie est découverte, les membres de l'équipe doivent activer rapidement le plan d'urgence, clarifier la division du travail et gagner un temps de sauvetage précieux.

3. Évaluation postopératoire : après l'opération, les données de surveillance peropératoire seront examinées et analysées pour résumer l'expérience et guider la gestion postopératoire et les futures améliorations chirurgicales.

La surveillance peropératoire et l'intervention d'urgence sont des aspects importants de la chirurgie vasculaire et revêtent une importance cruciale pour la sécurité chirurgicale et le pronostic du patient. Grâce à des signes vitaux systématiques et à une surveillance spécifique, les médecins peuvent connaître l'état physiologique du patient en temps réel et détecter précocement les problèmes potentiels. Dans le même temps, pour les complications peropératoires courantes, il est nécessaire d'avoir la capacité de réagir rapidement et avec précision pour garantir le bon déroulement du processus chirurgical et offrir aux patients le meilleur effet thérapeutique.

SECTION 3 PRISE EN CHARGE DES COMPLICATIONS APRÈS UNE INTERVENTION CHIRURGICALE

I. Aperçu et importance des complications postopératoires

En raison du site chirurgical complexe, la chirurgie vasculaire peut impliquer des modifications de l'hémodynamique, de la reconstruction vasculaire et de la perfusion d'organes importants. L'incidence des complications postopératoires est relativement élevée et certaines complications sont hautement invalidantes ou comportent un risque de décès. Par conséquent, une identification précoce, une intervention rapide et une gestion standardisée des complications postopératoires sont essentielles pour garantir le succès de la chirurgie et améliorer le pronostic du patient. Les complications postopératoires comprennent principalement les saignements, les thromboembolies, les infections, une mauvaise cicatrisation des plaies, l'ischémie à distance et les lésions fonctionnelles des organes. L'adoption de mesures de gestion scientifiques et systématiques pour différentes complications peut réduire efficacement l'incidence des complications et raccourcir la période de récupération des patients.

II. Prise en charge des saignements postopératoires et des hématomes

1. Mécanisme et manifestations cliniques

Les saignements postopératoires sont une complication courante en chirurgie vasculaire, principalement liée à des facteurs tels qu'une hémostase peropératoire incomplète, une suture vasculaire faible et un dysfonctionnement de la coagulation. Un saignement léger se manifeste souvent par un hématome sous-cutané local, tandis qu'un saignement important peut entraîner une baisse de la tension artérielle, une augmentation de la fréquence cardiaque et peut mettre la vie en danger dans les cas graves.

2. Principes de traitement

(1) Identification précoce : surveillez de près la tension artérielle, la fréquence cardiaque, le volume et la couleur du liquide de drainage du patient après la chirurgie, et effectuez des tests d'hémoglobine et de fonction de coagulation si nécessaire.

(2) Hémostase d'urgence : en cas de saignement persistant, une compression immédiate est nécessaire pour arrêter le saignement. Dans les cas graves, le patient doit retourner à la salle d'opération pour une réparation des vaisseaux sanguins ou une nouvelle suture.

(3) Traitement des hématomes : des hématomes à petite échelle peuvent être observés et absorbés, tandis que les hématomes plus importants nécessitent un drainage par ponction ou une incision pour les éliminer afin de prévenir une infection secondaire.

(4) Correction de la fonction de coagulation : Pour les patients présentant une fonction de coagulation anormale, supplémentation en temps opportun de facteurs de coagulation, de plaquettes ou transfusion de plasma frais congelé.

III. Prise en charge de la thromboembolie et de l'ischémie à distance

1. Mécanisme d'occurrence et facteurs de risque

La thromboembolie postopératoire survient principalement dans les anastomoses vasculaires ou les vaisseaux sanguins reconstruits et est principalement liée à des lésions vasculaires de l'intima, à un flux sanguin lent et à une hypercoagulabilité. L'ischémie distale est une hypoperfusion distale provoquée par une thromboembolie ou un vasospasme, se manifestant par des membres pâles, une fraîcheur, une douleur et un pouls artériel affaibli.

2. Prévention et traitement

(1) Prévention médicamenteuse : Utiliser des médicaments anticoagulants (tels que l'héparine de bas poids moléculaire) et des médicaments antiplaquettaires (tels que l'aspirine) au début de la période postopératoire pour prévenir la thrombose.

(2) Identification précoce : observez de près l'apport sanguin du membre affecté et utilisez l'échographie Doppler pour évaluer la fluidité du flux sanguin.

(3) Traitement d'embolisation : Pour le thrombus formé, le flux sanguin peut être rétabli par l'élimination du thrombus, une thrombolyse locale ou des moyens interventionnels.

(4) Prise en charge de l'ischémie distale : administrer des médicaments vasodilatateurs pour améliorer la microcirculation et envisager une réparation chirurgicale ou un pontage si nécessaire.

IV. Prise en charge des infections postopératoires et d'une mauvaise cicatrisation des plaies

1. Infection postopératoire

L'infection postopératoire est une complication importante de la chirurgie vasculaire, en particulier lors du pontage artériel et de l'implantation de vaisseaux sanguins artificiels. L'infection peut entraîner des conséquences graves, telles qu'une infection de vaisseaux sanguins artificiels et une rupture anastomotique.

(1) Mesures préventives : effectuer strictement des procédures aseptiques, utiliser des antibiotiques préventifs pendant la chirurgie et garder la plaie propre et sèche après la chirurgie.

(2) Traitement de l'infection : Dès l'apparition de signes d'infection (tels que fièvre, rougeur locale, gonflement, chaleur et douleur), un drainage doit être effectué immédiatement et un débridement local doit être effectué si nécessaire. Dans les cas graves, les vaisseaux sanguins artificiels infectés. doivent être enlevés et reconstruits.

2. Mauvaise cicatrisation des plaies

Une mauvaise cicatrisation des plaies est associée à une infection, au diabète, à la malnutrition et à une hypertonie locale . Les mesures de traitement comprennent le renforcement du soutien nutritionnel et l'amélioration de l'état systémique ; la réalisation de sutures secondaires sur les plaies déhiscées et l'utilisation de la technologie de drainage fermé à pression négative (VAC) pour favoriser la guérison si nécessaire.

V. Gestion des dommages fonctionnels aux organes

1. Lésions rénales

Au cours d'une chirurgie vasculaire, une lésion rénale aiguë (IRA) est susceptible de survenir en postopératoire en raison d'une lésion d'ischémie-reperfusion, d'une perte de sang massive et de l'utilisation d'agents de contraste intravasculaires.

(1) Mesures préventives : maintenir une tension artérielle et un volume sanguin appropriés, limiter la quantité d'agent de contraste et veiller à protéger la fonction rénale pendant et après la chirurgie.

(2) Principes de traitement : En cas d'AKI, reconstituer rapidement les liquides, corriger le déséquilibre électrolytique et effectuer un traitement de purification du sang si nécessaire.

2. Complications pulmonaires

L'alitement postopératoire, les résidus d'anesthésie et les douleurs limitent les activités respiratoires et peuvent facilement provoquer des atélectasies, des pneumonies, etc.

(1) Mesures préventives : Encouragez les patients à se lever tôt, à suivre un entraînement à la respiration profonde et à la toux, et à prodiguer une thérapie physique si nécessaire.

(2) Principes de traitement : en cas d'infection pulmonaire, un traitement antibiotique est administré aux patients souffrant d'hypoxémie et un soutien par oxygénothérapie est fourni en temps opportun.

La gestion des complications après une chirurgie vasculaire est un projet systématique qui exige que les médecins soient très vigilants sur les complications postopératoires courantes et adoptent des mesures de prévention et de traitement scientifiques et standardisées pour minimiser l'incidence des complications et améliorer la santé des patients. Une surveillance précise et une intervention rapide sont au cœur de la prise en charge, et l'équipe médicale doit travailler en étroite collaboration pour garantir que les patients survivent en toute sécurité à la période périopératoire et se rétablissent en douceur.

Chapitre 11

Rééducation postopératoire et suivi

La chirurgie vasculaire est un moyen important de traiter les anévrismes, l'artériosclérose oblitérante, la thromboembolie veineuse et d'autres maladies. Elle peut soulager efficacement les symptômes des patients, améliorer l'apport sanguin aux membres et réduire le risque d'invalidité et de décès. Cependant, la chirurgie ne représente qu'une partie du processus de traitement, et la récupération et le suivi postopératoires sont tout aussi importants. La rééducation postopératoire peut non seulement accélérer la récupération physique du patient, mais également améliorer considérablement l'efficacité de la chirurgie et prévenir l'apparition de complications. La gestion du suivi à long terme aidera à comprendre globalement la situation de rétablissement du patient, à détecter rapidement le risque de récidive et à fournir une intervention efficace contre les comorbidités afin de garantir l'effet à long terme du traitement. Les patients en chirurgie vasculaire sont souvent confrontés à de nombreux défis après la chirurgie, notamment le réajustement de l'hémodynamique, la récupération de la fonction des membres, la prévention et le traitement des complications telles que les infections et les thromboembolies. En outre, l'état psychologique du patient nécessite également une attention particulière. Avec la transformation des modèles médicaux, la chirurgie vasculaire moderne a progressivement mis l'accent sur la collaboration multidisciplinaire dans la période périopératoire, formant un modèle de traitement complet combinant chirurgie, rééducation et prise en charge à long terme. La rééducation et le suivi postopératoires sont devenus des indicateurs importants pour mesurer les effets de la chirurgie vasculaire et l'une des mesures clés pour optimiser le pronostic des patients et améliorer leur qualité de vie.

La mise en œuvre de la rééducation postopératoire nécessite le développement de plans personnalisés basés sur différents types de chirurgie, les caractéristiques de la maladie et les différences individuelles des patients. Pour les patients subissant une chirurgie de reconstruction artérielle des membres inférieurs, l'exercice fonctionnel précoce et l'entraînement à la marche sont particulièrement importants ; pour les patients subissant une chirurgie veineuse, une attention particulière doit être portée à l'élévation des membres et à l'utilisation de bas élastiques. Un traitement médicamenteux raisonnable, un soutien nutritionnel et des ajustements du mode de vie sont également des éléments indispensables du processus de rétablissement. De plus, un suivi régulier pour évaluer la perméabilité vasculaire du patient, son état fonctionnel global et la survenue de complications peut fournir des preuves cliniques importantes, aider les médecins à ajuster les plans de traitement, à prévenir la récidive de la maladie et à garantir une efficacité à long terme pour les patients.

Ce chapitre se concentrera sur le contenu important de la rééducation postopératoire et du suivi après une chirurgie vasculaire, en se concentrant sur les principes de base de la rééducation, la formulation de plans individualisés, les réponses aux problèmes postopératoires courants, ainsi que l'importance et les stratégies de mise en œuvre spécifiques du suivi à long terme. -up, visant à fournir une approche systématique et globale du travail clinique.

SECTION 1 PRINCIPES DE BASE DE LA RÉADAPTATION

I. Les objectifs et l'importance de la réadaptation

1. Objectif

L'objectif de la rééducation postopératoire est d'aider les patients à restaurer la fonction des membres le plus rapidement possible, à prévenir les complications et à améliorer la qualité de vie du patient. Incluez spécifiquement :

(1) Favoriser la circulation sanguine et améliorer l'apport sanguin à la zone chirurgicale ;

(2) Prévenir les complications postopératoires telles que la thromboembolie et l'infection ;

(3) Promouvoir la cicatrisation des plaies et la réparation des tissus ;

(4) Restaurer la fonction et la mobilité des membres ;

(5) Ajustez l'état mental du patient et améliorez la confiance en matière de rétablissement.

2. Importance

Les mesures scientifiques de réadaptation peuvent réduire efficacement la durée d'hospitalisation, réduire les coûts médicaux, éviter les complications causées par l'alitement ou la limitation des mouvements des membres et aider les patients à reprendre une vie normale dès que possible.

II. Principes de base de la réadaptation

1. Un rétablissement précoce, étape par étape

La rééducation après une chirurgie vasculaire met l'accent sur le principe d'un début précoce et d'une progression progressive. La rééducation précoce comprend principalement :

(1) Soins infirmiers pendant la période d'alitement : Au début de la période postopératoire, les patients doivent adopter des postures appropriées, telles que soulever le membre affecté pour favoriser le retour veineux, et éviter la thrombose veineuse provoquée par un alitement prolongé.

(2) Activités précoces : lorsque les signes vitaux du patient sont stables, effectuez progressivement des activités au lit, telles que des exercices de pied et des exercices de pompage de la cheville, puis passez progressivement à des exercices de position debout et de marche au chevet.

2. Plan de réadaptation individualisé

Les mesures de réadaptation doivent être adaptées individuellement en fonction de l'âge du patient, du type d'intervention chirurgicale, de la gravité de la maladie et des comorbidités. Les patients après une reconstruction artérielle doivent accorder une attention particulière aux exercices de marche pour favoriser l'établissement d'une circulation collatérale ; les patients subissant une chirurgie veineuse doivent se concentrer sur l'amélioration de la fonction de retour veineux.

III. Mesures spécifiques pour la récupération postopératoire

1. Exercice fonctionnel

(1) Chirurgie artérielle des membres inférieurs : effectuer progressivement des exercices de marche de faible intensité au début de la période postopératoire et encourager les patients à marcher une certaine distance chaque jour pour améliorer la perfusion sanguine après reconstruction vasculaire et favoriser l'établissement d'une nouvelle circulation collatérale.

(2) Chirurgie veineuse : Après la chirurgie, les membres doivent être surélevés, des bas élastiques médicaux doivent être portés et les membres inférieurs doivent être déplacés de manière appropriée pour éviter une thrombose veineuse profonde.

2. Traitement et soutien médicamenteux

Pendant la période de récupération postopératoire, les médecins doivent fournir un soutien médicamenteux en fonction des conditions spécifiques du patient, telles que :

(1) Médicaments antiplaquettaires et anticoagulants : utilisés pour prévenir la thrombose et assurer le bon fonctionnement des vaisseaux sanguins ;

(2) Vasodilatateurs : améliorent la microcirculation et favorisent l'apport d'oxygène aux tissus ;

(3) Médicaments anti-infectieux : Pour les patients à risque d'infection, un traitement antibiotique préventif est administré.

3. Ajustements du mode de vie

(1) Gestion diététique : Encouragez les patients à suivre un régime riche en protéines, faible en gras et riche en vitamines pour favoriser la réparation des tissus et la récupération de la fonction immunitaire.

(2) Arrêter de fumer et limiter la consommation d'alcool : Les substances nocives contenues dans le tabac peuvent provoquer une vasoconstriction et affecter la perfusion sanguine. Les patients doivent strictement arrêter de fumer après la chirurgie.

(3) Contrôler la glycémie et la tension artérielle : Pour les patients souffrant de diabète ou d'hypertension, la gestion des indicateurs métaboliques doit être renforcée pour prévenir les dommages vasculaires.

IV. L'importance de la réadaptation psychologique

Les patients subissant une chirurgie vasculaire, en particulier ceux qui subissent des interventions chirurgicales complexes, peuvent être confrontés à un stress psychologique plus important, tel que l'anxiété, la peur et la dépression. La rééducation psychologique est donc également un élément important de la gestion postopératoire. Le personnel médical doit communiquer activement avec les patients, leur expliquer l'importance de la rééducation, les encourager à participer à des exercices de rééducation et renforcer leur confiance dans la rééducation. De plus, pour les patients souffrant de troubles émotionnels graves, des psychologues peuvent être invités à participer et à fournir une intervention psychologique professionnelle.

La rééducation est une partie indispensable et importante du traitement chirurgical vasculaire. Les mesures scientifiques de rééducation peuvent garantir au maximum la récupération fonctionnelle postopératoire du patient et l'efficacité chirurgicale. Dans le travail clinique, les principes de rééducation précoce, de plans individualisés et de collaboration multidisciplinaire doivent être suivis, et des mesures telles que l'exercice fonctionnel, le traitement médicamenteux et l'intervention psychologique doivent être combinées pour aider les patients à passer avec succès la période de récupération et à reprendre une vie normale.

SECTION 2 FORMATION À LA RÉCUPÉRATION FONCTIONNELLE

I. Signification et objectifs

1. Signification

L'entraînement à la récupération fonctionnelle est un élément important de la rééducation postopératoire après une chirurgie vasculaire. Il vise à favoriser la circulation sanguine, à améliorer la fonction des membres et à améliorer la qualité de vie des patients grâce à des méthodes de formation scientifique. Pour les patients après une reconstruction vasculaire , un entraînement rapide et efficace à la récupération fonctionnelle peut réduire les complications postopératoires, telles que la thrombose, la raideur articulaire et l'atrophie musculaire, et maximiser l'efficacité de la chirurgie.

2. Objectif

(1) Restaurer la mobilité et la force musculaire des membres ;
(2) Favoriser la circulation sanguine et réduire le risque de thromboembolie ;
(3) Améliorer l'endurance et la fonction cardiopulmonaire du patient et revenir progressivement à une vie normale ;
(4) Améliorer la santé globale et prévenir les complications causées par un alitement à long terme.

II. Principes de base de l'entraînement à la récupération fonctionnelle

1. Le principe du progrès progressif et ordonné

Elle doit être progressée progressivement en fonction du type d'intervention chirurgicale, de la condition physique et de l'évolution de la récupération du patient. Un entraînement de faible intensité doit être adopté à un stade précoce, comme des activités articulaires, des exercices de pieds, etc., et l'intensité et la portée de l'entraînement doivent être progressivement augmentées une fois que le patient s'est adapté pour garantir la sécurité et l'efficacité.

2.Principe d'individualisation

La condition physique et la méthode chirurgicale de chaque patient sont différentes, et un plan individualisé doit être conçu en fonction de l'état spécifique du patient. Par exemple, les patients après une reconstruction artérielle devraient se concentrer sur l'entraînement à la marche, tandis que les patients après une chirurgie veineuse devraient se concentrer sur l'amélioration de la fonction de retour veineux.

3. Principe de continuité

Une persévérance à long terme est nécessaire, en particulier pour les patients présentant une occlusion artérielle chronique ou pour les patients subissant une chirurgie de reconstruction de gros vaisseaux. Une formation continue peut aider à maintenir la perméabilité vasculaire et la fonction des membres pendant une longue période.

III. Méthodes spécifiques d'entraînement à la récupération fonctionnelle

1. Formation de rééducation précoce

(1) Exercices de pompe à la cheville : Au début de la période postopératoire, les patients peuvent effectuer des exercices de dorsiflexion de la cheville et de flexion plantaire, répétés 10 à 20 fois à chaque fois, pour favoriser le retour du sang veineux des membres inférieurs et prévenir la thrombose.

(2) Entraînement à la contraction des quadriceps : les patients effectuent des exercices de contraction isométriques des quadriceps en position couchée pour aider à maintenir la force musculaire des membres inférieurs et prévenir l'atrophie musculaire.

(3) Mouvement passif des articulations : Pour les patients ayant des mouvements limités, le personnel médical peut aider à la flexion et à l'extension passives des articulations des membres inférieurs pour éviter la raideur articulaire.

2. Entraînement fonctionnel à mi-parcours

(1) Entraînement à la marche : L'entraînement à la marche est au cœur de la récupération fonctionnelle après reconstruction artérielle. Les patients doivent augmenter progressivement le temps et la distance de marche. Une marche modérée peut favoriser l'établissement d'une circulation collatérale et améliorer l'apport sanguin aux membres inférieurs. L'entraînement à la marche peut être divisé en deux méthodes : la marche intermittente et la marche continue, qui sont choisies en fonction de la tolérance du patient.

(2) Entraînement en résistance : grâce à des exercices de résistance appropriés, tels que des mouvements de levée de jambe et de coups de pied dans les jambes, vous pouvez progressivement améliorer la force musculaire des membres et améliorer la mobilité des membres inférieurs.

(3) Entraînement à l'équilibre : Entraînez la capacité d'équilibre du patient grâce à des actions telles que se tenir debout, lever les jambes et se soutenir. Il est particulièrement adapté à ceux qui sont alités pendant une longue période ou dont les activités sont limitées.

3. Entraînement ultérieur de renforcement fonctionnel

(1) Entraînement aérobie : comme le cyclisme, le jogging, etc., pour aider les patients à améliorer leur fonction cardiopulmonaire, à améliorer leur endurance et à favoriser davantage la circulation sanguine systémique.

(2) Entraînement aux activités fonctionnelles quotidiennes : comprenant un entraînement de récupération pour la montée et la descente des escaliers, la marche et les mouvements de la vie quotidienne, afin que les patients puissent progressivement retrouver des conditions de vie normales.

IV. Choses à noter lors d'un entraînement de récupération fonctionnelle

1. Surveiller l'état du patient

Au cours du processus, la tension artérielle, la fréquence cardiaque, la saturation en oxygène du sang et d'autres indicateurs du patient doivent être étroitement surveillés, en particulier pour les patients après reconstruction artérielle, afin d'éviter des anomalies hémodynamiques ou une réocclusion vasculaire causée par un surentraînement.

2. Prévenir les complications

Pendant l'entraînement, il faut veiller à protéger les membres pour éviter des complications telles qu'une déhiscence de plaie, un hématome ou une thromboembolie causées par un entraînement inapproprié. Pour les patients opérés d'une chirurgie veineuse, des bas élastiques doivent être utilisés pendant l'entraînement pour favoriser le retour veineux et prévenir la thrombose veineuse profonde.

3. Éducation des patients et soutien psychologique

Le personnel médical doit expliquer en détail le but et les méthodes de la formation à la récupération fonctionnelle aux patients et à leurs familles, aider les patients à renforcer leur confiance dans la récupération, participer activement au processus de formation et éviter les retards dans la progression de la récupération dus à la peur ou à l'anxiété.

L'entraînement à la récupération fonctionnelle est un élément clé de la rééducation postopératoire après une chirurgie vasculaire. Grâce à des méthodes d'entraînement scientifiques et systématiques, il peut favoriser efficacement la circulation sanguine, restaurer la fonction des membres et réduire l'incidence des complications. Dans la pratique clinique, un programme de formation progressif et individualisé doit être développé en fonction des différences individuelles des patients afin de garantir que les objectifs de réadaptation soient atteints de manière sûre et efficace, afin que les patients puissent reprendre une vie normale le plus rapidement possible.

SECTION 3 L'IMPORTANCE DU SUIVI À LONG TERME

I. L'importance du suivi à long terme

Les maladies chirurgicales vasculaires sont pour la plupart des maladies chroniques évolutives. Après que les patients subissent une chirurgie endovasculaire ou un traitement chirurgical, les lésions vasculaires ne sont pas complètement terminées et une récidive postopératoire, une resténose ou d'autres complications peuvent encore survenir. Le suivi à long terme joue donc un rôle essentiel dans le traitement chirurgical vasculaire. Grâce au suivi, les médecins peuvent évaluer de manière dynamique le rétablissement du patient, découvrir les problèmes potentiels en temps opportun et prendre les mesures d'intervention correspondantes pour améliorer l'efficacité à long terme et réduire les complications et la mortalité liées à la chirurgie. Il facilite également une communication efficace entre les médecins et les patients, améliore la compréhension de la maladie et l'observance du traitement par les patients, et favorise la récupération postopératoire. Par exemple, après la réparation endovasculaire d'un anévrisme de l'aorte abdominale (EVAR), des examens d'imagerie réguliers peuvent surveiller les endofuites, le rétrécissement de la cavité anévrismale, etc., et ajuster les stratégies de traitement en temps opportun.

II. Contenu principal du suivi à long terme

1. Examen d'imagerie

L'examen d'imagerie est l'un des éléments essentiels du suivi à long terme et peut évaluer la perméabilité et la progression des lésions après reconstruction vasculaire. Les méthodes d'imagerie couramment utilisées comprennent l'échographie Doppler, l'angiographie CT (CTA) et l'angiographie par résonance magnétique (ARM). Par exemple, après une reconstruction artérielle des membres inférieurs, l'échographie peut être utilisée pour surveiller la perméabilité et la sténose des vaisseaux, tandis que la CTA ou l'ARM peuvent fournir une évaluation plus précise lorsqu'une resténose ou une progression de la lésion est suspectée.

2. Évaluation de la fonction vasculaire

De la fonction vasculaire comprend la mesure de l'indice cheville-brachial (ABI), de la pression partielle transcutanée d'oxygène (TcPO2) et d'autres indicateurs. Ces méthodes peuvent refléter de manière dynamique les conditions de circulation sanguine et le degré d'amélioration de l'ischémie des membres, et sont particulièrement adaptées au traitement à long terme. Suivi des patients atteints de maladie artérielle périphérique.

3. Surveillance des indicateurs de laboratoire

En vérifiant régulièrement la glycémie, les lipides sanguins, la fonction de coagulation, les marqueurs inflammatoires et d'autres indicateurs, l'état métabolique systémique du patient peut être évalué, les facteurs de risque peuvent être surveillés et les lésions vasculaires peuvent être empêchées de progresser à nouveau. Par exemple, les patients atteints d'hyperlipidémie doivent surveiller de près les taux de cholestérol des lipoprotéines de basse densité (LDL-C) pendant le suivi postopératoire à long terme afin d'évaluer l'effet du traitement hypolipémiant.

4. Évaluation des symptômes et analyse de la qualité de vie

Faites attention aux changements dans les symptômes postopératoires du patient, notamment une claudication intermittente, des douleurs dans les membres, un gonflement, etc. De plus, l'évaluation de la qualité de vie du patient ne peut être ignorée. Une compréhension globale de sa capacité d'activité quotidienne et de son degré de soins personnels peut constituer une base pour un traitement de réadaptation ultérieur.

III. Durée et fréquence du suivi à long terme

Elle doit être individualisée en fonction du type d'intervention chirurgicale et de l'état spécifique du patient. En général:

1. Un mois après la chirurgie : Première visite de suivi pour évaluer l'effet chirurgical et les complications précoces ;

2. 3 à 6 mois après l'intervention chirurgicale : évaluer la perméabilité après reconstruction vasculaire et la récupération fonctionnelle du patient ;

3. Un an après la chirurgie et au-delà : une évaluation complète sera effectuée tous les 6 à 12 mois, en se concentrant sur la perméabilité vasculaire, la progression des lésions et les comorbidités.

Pour les patients subissant une réparation endovasculaire d'un anévrisme de l'aorte abdominale (EVAR), un suivi à long terme est particulièrement essentiel. Il est recommandé d'effectuer des examens CTA à 1 mois, 6 mois, 12 mois et chaque année après la chirurgie pour surveiller les endofuites et les modifications de l'anévrisme de l'aorte abdominale (EVAR). Cavité d'anévrisme et déplacement du stent, etc.

IV. Questions nécessitant une attention particulière lors du suivi à long terme

1. Resténose et réocclusion postopératoires

La resténose et la réocclusion après revascularisation sont l'une des complications les plus courantes, en particulier chez les patients atteints de maladie artérielle périphérique. Au cours du suivi à long terme, une détection rapide et une intervention secondaire sont nécessaires au moyen d'examens d'imagerie et d'une évaluation de la fonction vasculaire.

2. Progression des lésions et nouvelles lésions

Les lésions vasculaires initiales du patient peuvent continuer à progresser ou de nouvelles lésions peuvent apparaître à d'autres endroits. Un suivi à long terme peut aider à détecter ces lésions à un stade précoce et à prendre des mesures telles qu'un traitement médicamenteux, une intervention chirurgicale ou une intervention chirurgicale pour éviter des complications graves.

3. Gestion de l'observance des patients

Au cours du processus de suivi, l'éducation des patients doit être renforcée, en mettant l'accent sur les améliorations du mode de vie telles que l'arrêt du tabac, le contrôle du poids, l'exercice régulier et l'observance thérapeutique à long terme, afin de contrôler les facteurs de risque et de retarder la progression des lésions vasculaires.

Le suivi à long terme constitue une continuation importante du traitement chirurgical vasculaire. En surveillant dynamiquement la récupération postopératoire du patient, les problèmes potentiels peuvent être découverts et résolus en temps opportun, et les effets du traitement et la qualité de vie peuvent être améliorés. Les médecins doivent élaborer un plan de suivi individualisé basé sur l'état spécifique du patient et utiliser de manière exhaustive l'imagerie, l'évaluation de la fonction vasculaire, les indicateurs de laboratoire et d'autres moyens pour assurer une gestion efficace et à long terme des lésions vasculaires.

Chapitre 12

Revue de cas typique en chirurgie vasculaire

I. Création d'une fistule artério-veineuse céphalique-radiale au niveau du poignet (8 septembre 2023)

- **Situation générale** :

Patiente de 26 ans, atteinte d'insuffisance rénale chronique depuis un an.

- **Processus diagnostique et thérapeutique** :

Création d'une fistule artério-veineuse céphalique-radiale sous anesthésie locale au poignet gauche le jour de la consultation. La patiente a quitté l'hôpital le lendemain.

- **Chirurgiens** :

Membres de la 30e mission médicale chinoise en Guinée, Dr Soriba Naby CAMARA et Dr Yves YOMBOUNO, chirurgiens vasculaires à l'Hôpital de l'Amitié Sino-Guinéenne.

- **Étapes de l'intervention** :

Anesthésie locale par infiltration au niveau de l'avant-bras distal. Dissection et libération de la veine céphalique et de l'artère radiale. Résection oblique de la veine céphalique. Incision longitudinale de l'artère radiale. Anastomose termino-latérale entre la veine céphalique et l'artère radiale. Hémostase complète et relâchement des bandes fibreuses comprimant la veine céphalique.

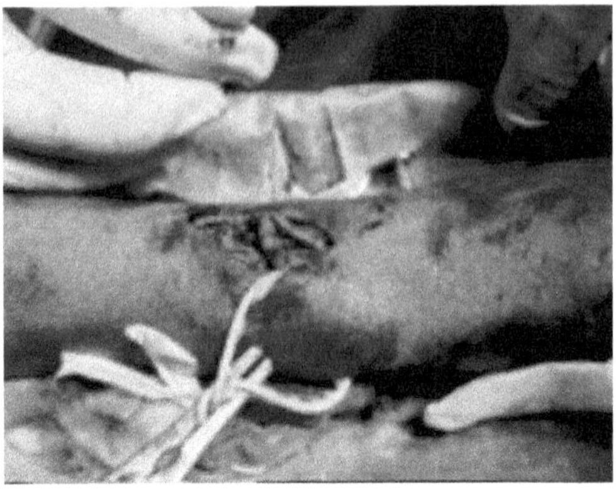

(Illustration : Anastomose céphalique-radiale au niveau du poignet)

- **Points clés de l'intervention:**

➢ Rincer les lumières artérielle et veineuse avec une solution saline héparinée (5000 UI d'héparine + 500 ml de solution saline).

➢ Séparer délicatement le tissu conjonctif lâche autour de l'artère radiale, en évitant de léser les deux veines satellites.

➢ Pour réduire le risque de sténose localisée postopératoire, lors du traitement des branches de l'artère radiale et des petites collatérales de la veine céphalique, s'assurer que les points de ligature sont à 1-2 mm du tronc principal.

➢ La distance entre les bords de l'anastomose à l'extrémité artérielle doit être ≤1 mm ; réaliser 3 à 4 nœuds au niveau de l'extrémité proximale de l'anastomose.

➢ Après avoir terminé l'anastomose, ouvrir successivement la veine, l'artère distale, puis l'artère proximale.

➢ Inspecter soigneusement et libérer les vaisseaux anastomosés des éventuelles contraintes périphériques.

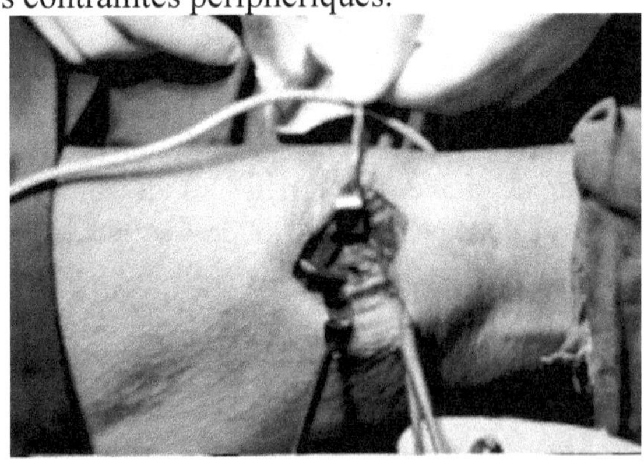

(Illustration : Libération des tissus environnants autour de l'extrémité veineuse)

Connaissances complémentaires :

- La dialyse, en tant que méthode de traitement de substitution rénale, est essentielle pour la survie des patients atteints d'insuffisance rénale chronique. L'accès vasculaire pour la dialyse représente une véritable "ligne de vie" pour ces patients. La technique, inventée par Brescia et Cimino en 1966, reste aujourd'hui la principale méthode de traitement de l'insuffisance rénale chronique.
- Lorsqu'un patient répond aux critères de traitement de substitution rénale, il est crucial d'établir un accès vasculaire pour la dialyse le plus tôt possible.
- La fistule artério-veineuse autologue (FAV) est le premier choix comme accès vasculaire permanent pour les patients en hémodialyse.
- Principes de choix des vaisseaux pour la fistule : Priorité au membre supérieur sur le membre inférieur ; Priorité aux zones distales sur les zones proximales ; Priorité au membre supérieur non dominant sur le membre dominant ; Premier choix : anastomose entre l'artère radiale et la veine céphalique.
- Critères pour la sélection des vaisseaux dans une fistule artério-veineuse radiale-céphalique : Afin de garantir un débit sanguin suffisant après l'intervention et de prolonger la perméabilité de la fistule, une évaluation échographique préopératoire est nécessaire. Le diamètre de l'artère radiale doit être ≥ 2 mm, et celui de la veine céphalique doit être de 2,5 à 3 mm.

Références :

1.Brescia MJ, Cimino JE, Appel K, Hurwich BJ. Chronic hemodialysis using venipuncture and a surgically created arteriovenous fistula. N Engl J Med. 1966;275(20):1089-1092. doi:10.1056/NEJM196611172752002

2. Heindel P, Fitzgibbon JJ, Feliz JD, et al. Evaluating national guideline concordance of recurrent interventions after radiocephalic arteriovenous fistula creation. J Vasc Surg. 2023;77(4):1206-1215.e2. doi:10.1016/j.jvs.2022.12.017

3.van Vliet LV, Zonnebeld N, Tordoir JH, et al. Guideline recommendations on minimal blood vessel diameters and arteriovenous fistula outcomes. J Vasc Access. 2024;25(5):1584-1592. doi:10.1177/11297298231180627

4. Thomas SD, Sideris A, Narroway H, et al. Arteriovenous fistula formation with adjuvant endovascular maturation. J Vasc Surg. 2022;75(2):641-650.e2. doi:10.1016/j.jvs.2021.08.072

5. Suryawanshi M, Dutta P, Ganduboina R, Rajput V, Pawar SG. Standardization of Pre-operative Evaluation to Improve the Outcome of Arteriovenous Fistula for Vascular Access of Hemodialysis: A Review of 700 Cases. Cureus. 2023;15(9):e45999. Published 2023 Sep 26. doi:10.7759/cureus.45999

II. Ligature haute et stripping de la grande veine saphène combinés à un traitement par mousse sclérosante (14 mars 2024)

- **Informations générales** :
  - Patient : Homme, 28 ans.
  - Antécédents : Dilatation tortueuse des veines superficielles de la jambe gauche depuis 5 ans, accompagnée de sensation de lourdeur et d'hyperpigmentation depuis 6 mois.
- **Processus de diagnostic et de traitement** :

Évaluation par échographie Doppler couleur des artères et veines de la jambe inférieure et des veines iliaques pour analyser le reflux de la grande veine saphène et la perméabilité des veines profondes. Après préparation préopératoire, une ligature haute et un stripping de la grande veine saphène gauche combinés à une injection de mousse sclérosante sont réalisés sous rachianesthésie. Il est conseillé au patient de porter des bas de contention et de revenir pour un contrôle 6 mois après l'intervention.

- **Chirurgiens** :

Soriba Naby CAMARA et Yves YOMBOUNO, membres de la 30e mission médicale chinoise en Guinée, médecins au service de chirurgie vasculaire de l'Hôpital d'amitié sino-guinéen.

- **Étapes de la procédure** :

Sous rachianesthésie, le patient est placé en décubitus dorsal, désinfection et préparation de la jambe gauche. Une incision oblique d'environ 5 cm est réalisée à deux travers de doigts sous le ligament inguinal, côté médial de l'artère fémorale, suivie d'une dissection pour exposer la grande veine saphène. Les branches collatérales sont isolées, sectionnées et ligaturées. Une ligature est effectuée à 5 mm en aval de la jonction saphéno-fémorale et une autre au niveau proximal avec des sutures en fil Mousse 1. Une deuxième incision de 1,5 cm est pratiquée à deux travers de doigts au-dessus de la malléole médiale pour exposer l'extrémité distale de la grande veine saphène. Après ligature bilatérale, un extracteur de veine est inséré et tiré vers le haut pour enlever la veine principale. Les branches variqueuses superficielles sont traitées avec de la mousse sclérosante, et les veines superficielles des zones hyperpigmentées sont suturées. Enfin, le membre est bandé sous pression.

- **Points clés de l'intervention** :

➢ Ligaturer les vaisseaux lymphatiques pour éviter les lésions et préserver les nerfs saphènes/fémoraux ainsi que les vaisseaux fémoraux.

➢ Sectionner et ligaturer toutes les veines collatérales à la racine de la grande veine saphène pour éviter les récidives.

➢ La jonction saphéno-fémorale se trouve généralement à 2-4 cm sous le ligament inguinal. Une double ligature est réalisée à une distance de 0,5 à 1,0 cm de la veine fémorale.

➢ Après le stripping de la grande veine saphène, injecter de la mousse sclérosante mélangée à de l'air dans les segments résiduels pour assurer leur fermeture et minimiser les risques de récidive.

➢ Une hyperpigmentation, un eczéma ou un ulcère au-dessus de la malléole médiale sont susceptibles d'indiquer une insuffisance des valves perforantes. Il convient de traiter les branches veineuses à cet endroit par stripping et ligature.

- **Connaissances complémentaires** :

➢ Les varices de la grande veine saphène sont une maladie fréquente des veines des membres inférieurs, caractérisée par une dilatation et une tortuosité des veines superficielles, souvent associées à un dysfonctionnement des valves veineuses. Elles touchent environ 10 à 30 % de la population adulte, avec une prévalence plus élevée chez les femmes. Les symptômes incluent une sensation de lourdeur, des ulcères cutanés, une hyperpigmentation et une dermatite.

➢ Les mesures préventives pour les populations à risque consistent à éviter de rester assis ou debout longtemps, maintenir un poids santé, pratiquer une activité physique modérée, porter des bas de contention et surélever les jambes.

➢ L'échographie Doppler est la « mesure phare » pour le diagnostic, permettant d'examiner les valves veineuses, les branches et veines perforantes, ainsi que la perméabilité et la vitesse du flux sanguin.

➢ Le système CEAP est couramment utilisé pour classer les varices : C1-C6 : De la dilatation des capillaires aux ulcères veineux graves. E : Étiologie, A : Anatomie, P : Physiopathologie.

➢ Les options chirurgicales incluent la ligature haute et le stripping, l'ablation par radiofréquence, la fermeture au laser et les injections de mousse sclérosante.

➢ La ligature haute et le stripping sont une méthode classique et efficace pour traiter les varices, prévenant les reflux pathologiques, améliorant la circulation sanguine et réduisant les symptômes.

➢ Après l'intervention, le port précoce de bas de contention ou de bandages compressifs, ainsi que la mobilisation active, sont essentiels pour prévenir les thromboses, réduire les hématomes et favoriser la circulation veineuse.

Références :

1.Siribumrungwong B, Wilasrusmee C, Orrapin S, et al. Interventions for great saphenous vein reflux: network meta-analysis of randomized clinical trials. Br J Surg. 2021;108(3):244-255. doi:10.1093/bjs/znaa101

2.Attaran RR, Carr JG. Chronic Venous Disease of the Lower Extremities: A State-of-the Art Review. J Soc Cardiovasc Angiogr Interv. 2022;2(1):100538. Published 2022 Nov 26. doi:10.1016/j.jscai.2022.100538

3.Singh A, Gattani R. A Narrative Review of Advancements in Understanding and Treating Varicose Veins. Cureus. 2023;15(11):e48093. Published 2023 Nov 1. doi:10.7759/cureus.48093

4.Juhani AA, Abdullah A, Alyaseen EM, et al. Interventions for great saphenous vein insufficiency: A systematic review and network meta-analysis. Vascular. Published online August 16, 2024. doi:10.1177/17085381241273098

5.Whing J, Nandhra S, Nesbitt C, Stansby G. Interventions for great saphenous vein incompetence. Cochrane Database Syst Rev. 2021;8(8):CD005624. Published 2021 Aug 11. doi:10.1002/14651858.CD005624.pub4

III. Angioplastie par ballonnet de l'artère fémorale superficielle (6 novembre 2024)

- **Informations générales** :
  - Patiente : Femme, 80 ans.
  - Antécédents : Maladie coronarienne et gangrène du pied droit accompagnée de douleurs au repos depuis un mois.

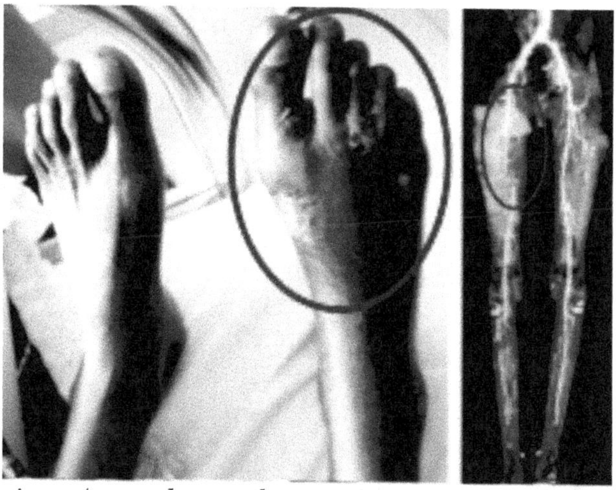

(Illustration : Aspect des orteils avant l'intervention et imagerie CTA préopératoire)

- **Processus de diagnostic et de traitement** :

Après hospitalisation en cardiologie pour traitement de la maladie coronarienne, une CTA des membres inférieurs révèle une occlusion de longue section de l'artère fémorale superficielle. La patiente reçoit un traitement antiplaquettaire symptomatique. Une intervention combinée en cardiologie et en chirurgie vasculaire est réalisée pour traiter la maladie coronarienne et l'occlusion de l'artère fémorale superficielle. Après l'intervention, les sténoses coronariennes et l'occlusion artérielle sont résolues avec succès.

- **Chirurgiens** :

Soriba Naby CAMARA et Yves YOMBOUNO, membres de la 30e mission médicale chinoise en Guinée, médecins au service de chirurgie vasculaire de l'Hôpital d'amitié sino-guinéen.

- **Étapes de la procédure** :

La patiente est placée en décubitus dorsal. Après désinfection de la région inguinale, une anesthésie locale est réalisée. Une ponction de l'artère fémorale gauche est effectuée selon la technique de Seldinger. En cardiologie, une intervention coronarienne percutanée (PCI) est réalisée sur une lésion de l'artère descendante antérieure gauche. Ensuite, en chirurgie vasculaire, une angiographie révèle une occlusion complète de l'artère fémorale superficielle droite. Une guide V-18 300 traverse la lumière vraie, puis un cathéter-guide 6F-90 est inséré. Des ballonnets Sterling (4 mm × 150 mm) et Mustang (5 mm × 80 mm) sont utilisés successivement pour dilater les segments occlus, du distal au proximal. Une angiographie finale montre un flux sanguin rétabli sans sténose résiduelle significative, bien que les voies de sortie sous le genou restent fines. La fermeture est réalisée avec un dispositif Perclose, suivie d'une fixation par bandage élastique. Le pouls de l'artère poplitée droite est bien palpable, et la température de la jambe droite est significativement améliorée par rapport à l'état préopératoire.

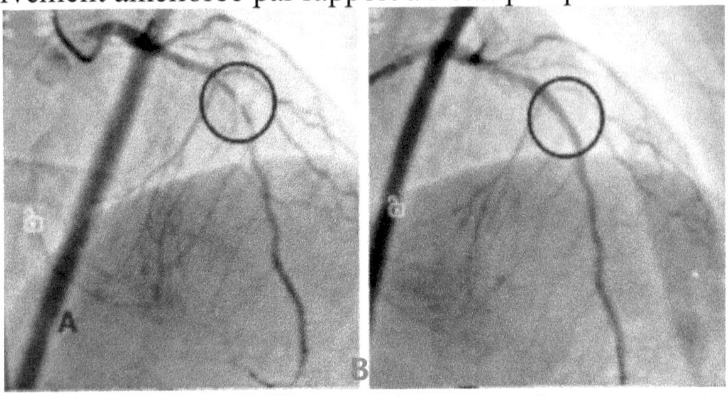

(Illustration : Résultats de l'intervention coronarienne avant et après)

A: Avant l'implantation du stent

B: Après l'implantation du stent

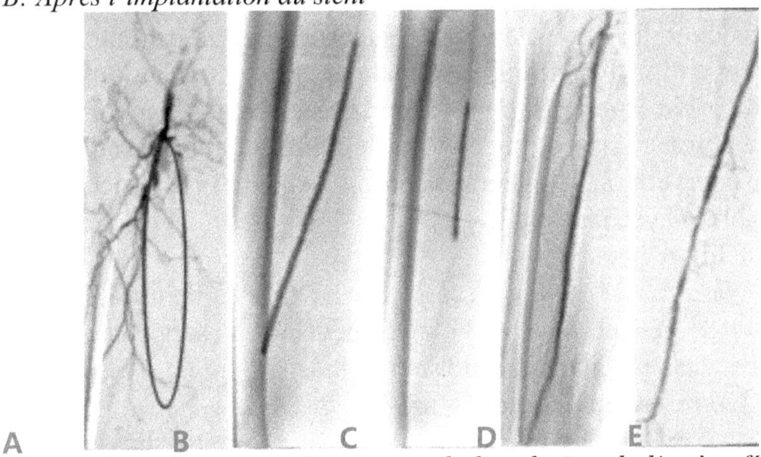

(Illustration : Processus d'ouverture de l'occlusion de l'artère fémorale superficielle)

A: occlusion de l'artère fémorale superficielle

B: ballonnet Sterling de 4 mm après une insertion d'une guide

C: ballonnet Mustang de 5 mm

D: Une angiographie post-opératoire montre une perméabilité proximale.

E: L'angiographie post-opératoire montre une perméabilité distale.

Points clés de l'intervention :

➢ Utiliser une technique progressive par segments et vérifier régulièrement par angiographie que la guide reste dans la lumière vraie, pour éviter les blessures.

- En cas d'occlusion totale chronique, envisager une technique d'ouverture bidirectionnelle.
- Choisir une longueur de ballonnet couvrant toute la lésion et un diamètre égal à la moyenne des segments normaux proximal et distal.
- Dilater progressivement, en commençant par de petits diamètres au diamètre cible, pour réduire le risque de dissection artérielle.
- Effectuer une angiographie après chaque dilatation pour évaluer la lésion, éviter les dissections, ruptures ou spasmes.
- En cas de calcification sévère, utiliser des ballonnets à découpe ou des dispositifs de rotation.
- En cas d'effet insuffisant de la dilatation par ballonnet, de rétrécissement élastique sévère ou de dissection par déformation du flux, un stent doit être implanté.
- Lorsque cela est possible, utiliser des ballonnets ou des stents enduits de médicaments pour réduire les risques de resténose.

• **Connaissances complémentaires** :

- Avant l'intervention, bien documenter les antécédents, les symptômes, l'étendue et la localisation des occlusions artérielles.
- Assurer un traitement antiplaquettaire ou anticoagulant optimal en période péri opératoire pour prévenir la formation de thrombus.
- Arrêter le tabac et contrôler la pression artérielle, la glycémie et les lipides chez les patients atteints de maladies artérielles.
- Après l'intervention, surveiller le flux sanguin distal, vérifier le pouls de l'artère dorsale du pied et observer les changements de couleur de la peau.
- Après l'opération, il est recommandé d'encourager le patient à faire des activités modérées pour favoriser la circulation sanguine dans les membres inférieurs.
- Une évaluation de la perméabilité vasculaire par imagerie doit être réalisée lors des suivis à 1 mois et 3 mois.
- L'utilisation de ballons ou de stents à revêtement médicamenteux nécessite que le patient prenne des médicaments antiplaquettaires en double thérapie pendant plus de six mois.

Références :

1.Ibrahim G, Nabhani S, Feghaly M. Retrograde Popliteal Access for Challenging Superficial Femoral Artery Occlusion. Int J Vasc Med.

2021;2021:8833025. Published 2021 May 17. doi:10.1155/2021/8833025

2.Ormiston W, Dyer-Hartnett S, Fernando R, Holden A. An update on vessel preparation in lower limb arterial intervention. CVIR Endovasc. 2020;3(1):86. Published 2020 Nov 27. doi:10.1186/s42155-020-00175-6

3.Nakata M, Yokota N, Uehara H, Soga Y. Bailout Strategy for Paclitaxel-Coated Nitinol Self-Expanding Stent Deployment Failure: The Cut and Peel Technique. JACC Case Rep. 2023;29(3):102177. Published 2023 Dec 23. doi:10.1016/j.jaccas.2023.102177

4.Norgren L, Hiatt WR, Dormandy JA, et al. Inter-Society Consensus for the Management of Peripheral Arterial Disease (TASC II). J Vasc Surg. 2007;45 Suppl S:S5-S67. doi:10.1016/j.jvs.2006.12.037

5.Conte MS, Bradbury AW, Kolh P, et al. Global Vascular Guidelines on the Management of Chronic Limb-Threatening Ischemia [published correction appears in Eur J Vasc Endovasc Surg. 2020 Mar;59(3):492-493

IV. Pose d'un filtre de la veine cave inférieure (26 octobre 2024)

- **Informations générales** :
  - Patient : Homme, 54 ans.
  - Motif : Douleur thoracique et dyspnée apparues trois jours avant l'hospitalisation.
- **Diagnostic et traitement** :

Après avoir exclu un syndrome coronarien aigu, une échographie et un angioscanner pulmonaire (CTPA) révèlent une thrombose veineuse poplitée droite associée à une embolie pulmonaire (EP). Un traitement anticoagulant est administré par un dosage efficace. Le patient subit une pose en urgence d'un filtre de la veine cave inférieure. Durant la période per-opératoire, le patient reste en décubitus strict. Les symptômes s'améliorent progressivement, et le traitement de l'EP est poursuivi de manière régulière.

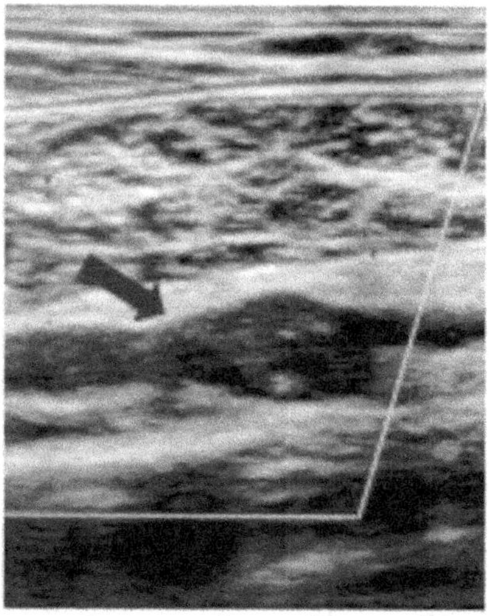

(Illustrations : Échographie vasculaire des membres inférieurs montrant une thrombose de la veine poplitée droite – flèche rouge)

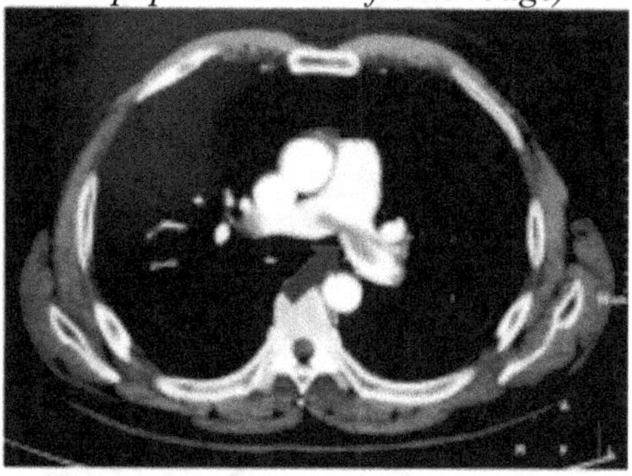

(Illustrations : Image CTPA montrant une embolie du tronc pulmonaire)

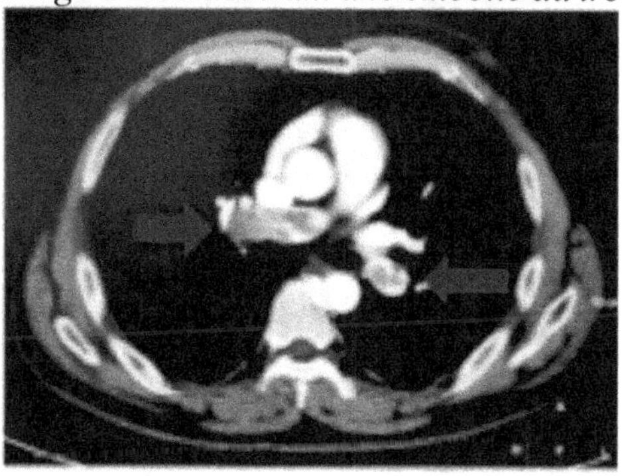

(Illustrations : CTPA montrant des embolies des troncs pulmonaires principaux et des artères pulmonaires droite et gauche – flèches rouges)

- **Chirurgiens** :

Membres de la 30e mission médicale chinoise en Guinée.

Étapes de la procédure :
Le patient est en décubitus dorsal. La région inguinale est désinfectée et drapée. Une anesthésie locale est effectuée. Une ponction de la veine fémorale est réalisée selon la technique de Seldinger. L'angiographie montre une absence de défaut de remplissage au niveau des veines iliaques et de la veine cave inférieure. Le diamètre de la veine cave inférieure au niveau de la jonction avec la veine rénale droite est mesuré à 18 mm. Un guide 0.035 in est inséré, suivi de la pose d'une gaine. Sous guidage fluoroscopique, un filtre est progressivement positionné à 1 cm sous l'ouverture de la veine rénale droite. Après une libération lente du dispositif du filtre, une angiographie à plusieurs angles confirme un bon positionnement et une bonne configuration du filtre sans fuite de produit de contraste dans les veines iliaques et caverne inférieure. La gaine est retirée, et la ponction est compressée pour hémostase, suivie d'une fixation avec un bandage compressif.

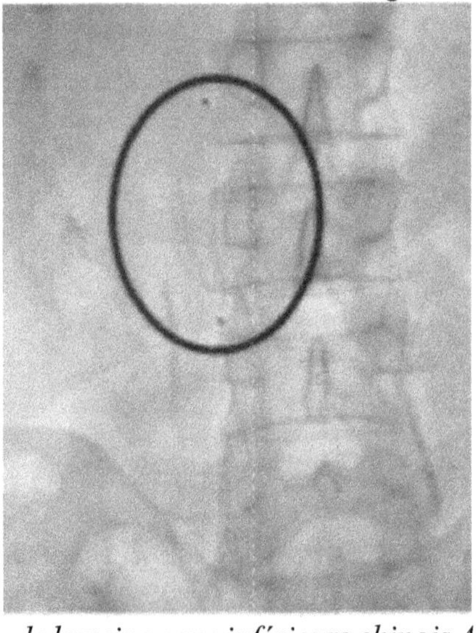

(Illustration : Filtre de la veine cave inférieure chinois Aegisy correctement implanté – cercle rouge)

- **Points clés de l'intervention** :

➢ Les voies d'accès communes incluent les veines fémorales et jugulaires internes, la préférence étant donnée à la veine fémorale ou jugulaire interne droite.

➢ Manipuler le guide et le système de livraison avec précision et douceur pour réduire les risques de complications.

➢ Positionner le filtre à 1-2 cm sous l'ouverture de la veine rénale droite pour préserver le flux rénal.

➢ Éviter une poussée forcée du système de livraison pour prévenir les déplacements du filtre ou les lésions vasculaires.

➢ Confirmer le positionnement correct sous fluoroscopie avec des angles multiples avant la libération lente du filtre.

➢ Contrôler l'hémostase au site de ponction avec compression et pansement compressif pour prévenir les hémorragies ou hématomes.

- **Connaissances complémentaires** :

➢ La thrombose veineuse profonde (TVP) des membres inférieurs se manifeste par un gonflement, une douleur et une augmentation de la température locale. Elle est diagnostiquée principalement par échographie, parfois complétée par une angiographie CT.

➢ L'héparine de bas poids moléculaire ou les anticoagulants oraux directs (DOACs) sont souvent utilisés pour l'anticoagulation en phase aiguë, avec une durée habituelle de 3 à 6 mois. Les cas récurrents ou à risque élevé nécessitent un traitement prolongé.

➢ Les thromboses sévères des veines proximales ou iliofémorales peuvent nécessiter une thrombolyse dirigée par cathéter, une thrombectomie mécanique ou une intervention chirurgicale combinée à une anticoagulation et à une thérapie compressive.

➢ Les symptômes typiques de l'EP incluent une dyspnée, des douleurs thoraciques, une toux ou une hémoptysie. Les cas graves peuvent provoquer une hypotension ou un état de choc.

➢ Le diagnostic d'EP repose principalement sur le CTPA. Des scintigraphies ventilation/perfusion ou une échographie cardiaque sont des alternatives en cas de contre-indication.

➢ Pour l'anticoagulation dans le cadre de l'embolie pulmonaire (PE), il est préférable de choisir de l'héparine de bas poids moléculaire ou des anticoagulants oraux directs (DOACs).

➢ Il est essentiel de respecter strictement les indications chirurgicales et d'éviter la mise en place inutile de filtres dans la veine cave inférieure.

➢ Tout type de filtre présente un risque de complications potentielles dans le corps ; il est recommandé de le retirer dès que les conditions le permettent après la fin du traitement de la thrombose veineuse profonde (DVT).

➢ Un suivi postopératoire rigoureux est nécessaire pour prévenir les complications telles que les hémorragies, les infections secondaires et la récidive des thromboses, en ajustant le traitement anticoagulant en fonction de la localisation, de la gravité de la thrombose et des pathologies associées.

➢ Pour les patients présentant une embolie pulmonaire (PE) à haut risque et un état hémodynamiquement instable, un traitement thrombolytique systémique doit être mis en place, avec des médicaments couramment utilisés comme l'urokinase et l'activateur tissulaire du plasminogène (rt-PA).

➢ Pour les patients ayant déjà présenté une embolie pulmonaire (PE), après l'implantation d'un filtre dans la veine cave inférieure, un traitement actif de la PE doit être entrepris afin de restaurer le flux sanguin pulmonaire et de réduire l'incidence de l'hypertension pulmonaire thromboembolique chronique et de l'insuffisance cardiaque pulmonaire.

Références :

1.DeYoung E, Minocha J. Inferior Vena Cava Filters: Guidelines, Best Practice, and Expanding Indications. Semin Intervent Radiol. 2016;33(2):65-70. doi:10.1055/s-0036-1581088

2.Bikdeli B, Chatterjee S, Desai NR, et al. Inferior Vena Cava Filters to Prevent Pulmonary Embolism: Systematic Review and Meta-Analysis. J Am Coll Cardiol. 2017;70(13):1587-1597. doi:10.1016/j.jacc.2017.07.775

3.Bos AS, Tullius T, Patel M, et al. Indwelling and Retrieval Complications of Denali and Celect Infrarenal Vena Cava Filters. J Vasc Interv Radiol. 2016;27(7):1021-1026. doi:10.1016/j.jvir.2016.03.034

4.Li X, Haddadin I, McLennan G, et al. Inferior vena cava filter - comprehensive overview of current indications, techniques, complications and retrieval rates. Vasa. 2020;49(6):449-462. doi:10.1024/0301-1526/a000887

5.Benedetti R, Marino S, Tangianu F, Imberti D. Inferior Vena Cava Filters: A Clinical Review and Future Perspectives. J Clin Med. 2024;13(6):1761. Published 2024 Mar 19. doi:10.3390/jcm13061761

V. Reconstruction artérioveineuse fémorale (25 juin 2024)

- **Informations générales** :
  - Patient : Garçon, 16 ans.

- Motif : Blessures par arme à feu aux deux membres inférieurs, avec un délai de 2 heures avant la prise en charge.

- **Diagnostic et traitement** :

À son arrivée, le patient présente une altération de la conscience, des extrémités froides, une fréquence cardiaque de 111 bpm et une pression artérielle de 82/32 mm Hg. Une importante tuméfaction de la cuisse gauche est observée. Une exploration chirurgicale sous anesthésie générale révèle des lésions étendues de l'artère et de la veine fémorales gauches avec des fragments de balles résiduels. La procédure comprend une reconstruction artérioveineuse fémorale gauche, une réparation des orteils, ainsi qu'un débridement de la trajectoire balistique de la cuisse droite. Toutefois, le premier jour postopératoire, une thrombose aiguë de l'artère fémorale gauche est diagnostiquée. La famille refuse une nouvelle intervention, et le patient est transféré dans un autre établissement où une amputation au niveau du genou gauche est réalisée.

- **Chirurgiens** :

Membres de la 30e mission médicale chinoise en Guinée et Dr Yves YOMBOUNO, spécialiste en chirurgie vasculaire à l'Hôpital d'Amitié Sino-Guinéenne.

- **Étapes de la procédure** :

Anesthésie générale, décubitus dorsal, drapage stérile, incision longitudinale de 10-15 cm sur la face interne de la cuisse gauche au niveau du tiers moyen, coupant la peau, la fascia superficielle et profonde, en écartant le muscle sartorius vers l'intérieur, le muscle quadriceps fémoral et le muscle adducteur vers l'extérieur. Évacuation du sang accumulé, pression pour contrôler les points de saignement, lavage alterné avec de l'iode, du peroxyde d'hydrogène et de la solution saline, élimination des tissus contaminés et des fragments d'obus résiduels, puis exposition des vaisseaux fémoraux et de leurs zones environnantes avant de laver à nouveau le champ opératoire. Résection oblique des artères et veines fémorales jusqu'aux bords sains, section des extrémités en forme de "V" le long de l'axe longitudinal. Avant d'interrompre le flux sanguin des artères fémorales proximale et distale, administration de 20 mg d'héparine, puis réalisation d'une anastomose termino-terminale de l'artère fémorale avec des fils Prolene 6-0, dégageant les gaz avant de faire le nœud. Anastomose termino-terminale de la veine fémorale avec des fils Prolene 6-0. Le flux sanguin artériel et veineux est rétabli, sans sténose apparente. Après mise en place du drainage, fermeture par couches successives. En collaboration avec le service d'orthopédie, réalisation d'une débridement et suture de la cuisse droite, débridement de l'orteil gauche et greffe de lambeau cutané.

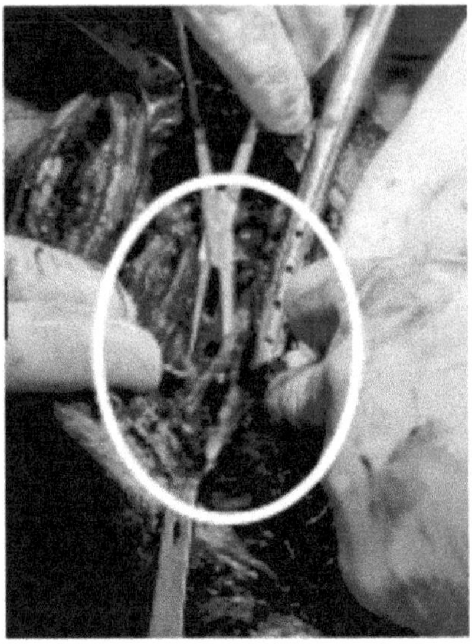

(Illustration : Lésions artérioveineuses fémorales avant reconstruction – cercle blanc)

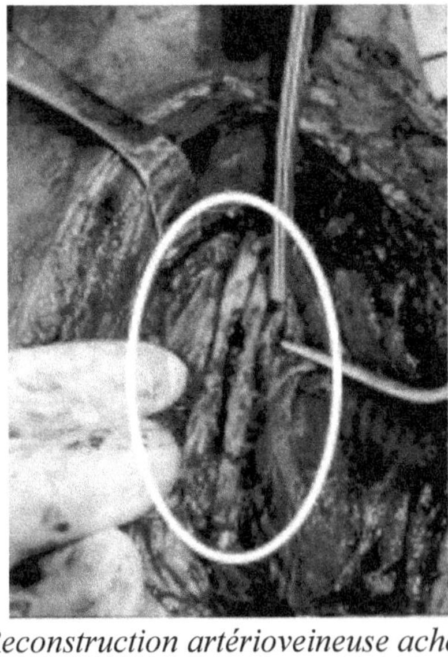

(Illustration : Reconstruction artérioveineuse achevée – cercle blanc)

- **Points clés de l'intervention** :

➢ Le choix de l'incision doit permettre une exposition suffisante de la zone de lésion des artères et des veines ;

- Un nettoyage complet des tissus contaminés et endommagés, ainsi qu'une résection vasculaire appropriée, permettent de réduire le risque d'infection postopératoire ;
- Une intervention rapide et précise, avec un contrôle prioritaire de l'hémorragie artérielle avant le traitement de la veine, peut diminuer la congestion veineuse et les lésions de reperfusion ;
- Explorer et protéger le nerf fémoral situé latéralement à l'artère fémorale pour éviter les blessures collatérales ;
- Pendant l'anastomose, administrer une faible dose d'héparine (50-100 U/kg) et rincer la lumière vasculaire avec une solution saline héparinée pour prévenir la formation d'une thrombose ;
- Lors de l'anastomose termino-terminale avec un fil Prolene 6-0, veiller à un alignement correct, éviter une inversion excessive de l'intima, et garantir une anastomose sans tension, ce qui est essentiel pour réduire les risques de thrombose et de sténose postopératoires ;
- Pour les lésions veineuses de moins de 3 cm, une anastomose termino-terminale peut être tentée, tandis que pour des lésions plus importantes, une réparation avec une veine saphène autologue ou une prothèse vasculaire appropriée doit être envisagée.

- **Connaissances complémentaires** :

- Lors de la prise en charge, il est essentiel de contrôler immédiatement l'hémorragie en utilisant des mesures temporaires telles qu'un garrot pneumatique ou une compresse sous pression, tout en établissant au moins deux voies veineuses ;
- Chez les patients présentant un choc hémorragique, il est particulièrement important de prévenir l'hypothermie, l'acidose et les troubles de la coagulation au cours des soins d'urgence. La surveillance et le maintien de la pression artérielle ainsi que du volume sanguin sont des priorités tout au long de la réanimation ;
- Après l'intervention, surveiller attentivement la perfusion des membres, administrer un traitement anticoagulant, des antibiotiques à large spectre pour prévenir les infections, et effectuer des échographies Doppler pour vérifier la perméabilité des anastomoses artérioveineuses. Gérer rapidement les complications telles que l'ischémie, les hémorragies ou les lésions de reperfusion.

Références :

1. Tanenbaum MT, Matecki M, Sarin S, Kartiko S, Ayubi F, Lala S. Gunshot wound causing thoracic aortic injury with bullet embolization to the common femoral artery. J Vasc Surg Cases Innov Tech. 2024;10(6):101588. Published 2024 Aug 24. doi:10.1016/j.jvscit.2024.101588

2.Woodward EB, Clouse WD, Eliason JL, et al. Penetrating femoropopliteal injury during modern warfare: experience of the Balad Vascular Registry. J Vasc Surg. 2008;47(6):1259-1265. doi:10.1016/j.jvs.2008.01.052

3.Rayamajhi S, Murugan N, Nicol A, et al. Penetrating femoral artery injuries: an urban trauma centre experience. Eur J Trauma Emerg Surg. 2019;45(5):909-917. doi:10.1007/s00068-018-0951-6

4.Masood A, Danawar NA, Mekaiel A, Raut S, Malik BH. The Utility of Therapeutic Anticoagulation in the Perioperative Period in Patients Presenting in Emergency Surgical Department With Extremity Vascular Injuries. Cureus. 2020;12(6):e8473. Published 2020 Jun 6. doi:10.7759/cureus.8473

5.Haney LJ, Bae E, Pugh MJV, et al. Patency of arterial repairs from wartime extremity vascular injuries. Trauma Surg Acute Care Open. 2020;5(1):e000616. Published 2020 Dec 24. doi:10.1136/tsaco-2020-000616

VI. Pontage sous-clavier-artère axillaire avec grande veine saphène autologue (15 mars 2024)

- **Informations générales** :
  - Patient : Homme, 27 ans.
  - Motif : Blessure par arme blanche à l'épaule gauche, datant de 3 mois.

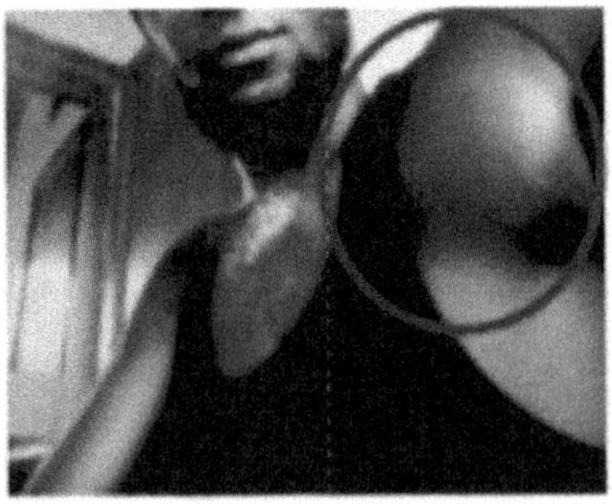

(Illustration : État clinique avant intervention – cercle rouge)

- **Diagnostic et traitement** :

Après une blessure par arme blanche non traitée, le patient présente progressivement une masse croissante au niveau axillaire gauche, accompagnée d'une froideur et d'une faiblesse du membre supérieur gauche. Le diagnostic de faux anévrisme de l'artère axillaire est confirmé par imagerie Doppler et CTA.

Une intervention chirurgicale sous anesthésie générale est réalisée pour effectuer un pontage entre l'artère sous-clavière et l'artère axillaire à l'aide de la grande veine saphène autologue. Après l'intervention, une amélioration significative de la température et de la fonction du membre supérieur gauche est constatée. Le patient est sorti en bon état général.

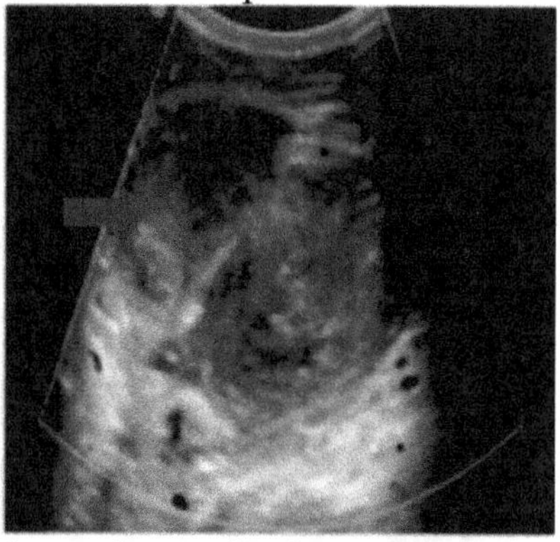

(Illustration : Doppler couleur préopératoire – flèche rouge)

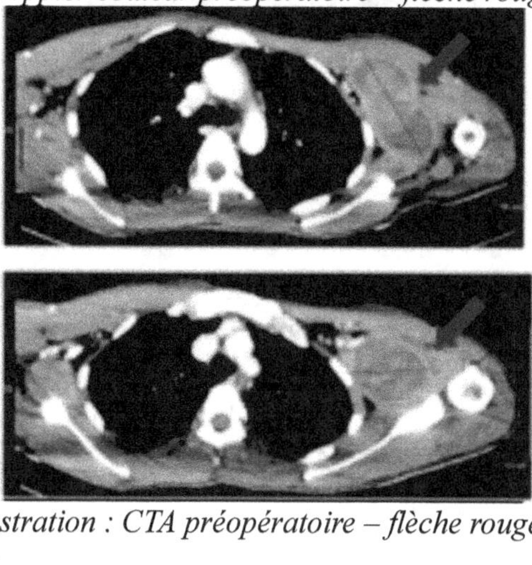

(Illustration : CTA préopératoire – flèche rouge)

Chirurgiens :

Membres de la 30e mission médicale chinoise en Guinée et Dr Chérif, spécialiste en neurochirurgie à l'Hôpital d'Amitié Sino-Guinéenne.

- **Étapes de la procédure** :

Une incision est pratiquée dans la région sus- et sous-claviculaire gauche, ainsi qu'au niveau axillaire. Les artères sous-clavière (racine et segment distal) et axillaire (segment sain) sont exposées. Un faux anévrisme de 10 × 8 × 7 cm de l'artère axillaire est découvert, avec compression du plexus brachial et adhérences cicatricielles importantes dues à une inflammation chronique. La lésion inclut une rupture de 4/5 du segment proximal de l'artère axillaire. Après contrôle des saignements, la grande veine saphène gauche est prélevée comme greffon vasculaire. Une héparinisation systémique est réalisée, puis un clampage proximal et distal des artères concernées. Le faux anévrisme est excisé, l'hématome éliminé, et les extrémités artérielles sont remodelées avant une anastomose bout à bout à l'aide de sutures Prolene 6-0. Un drain est placé avant la fermeture de l'incision.

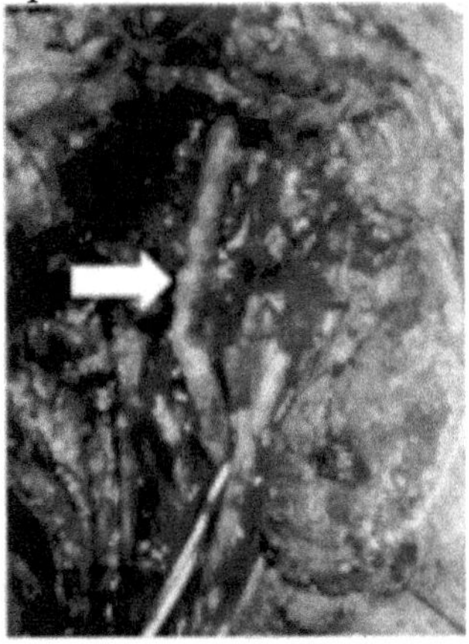

(Illustration : Résultat postopératoire – flèche blanche)

- **Points clés de l'intervention :**

➢ Séparer de manière émoussée le grand pectoral et le petit pectoral, et protéger le plexus brachial lors de l'exposition de l'artère axillaire ;

➢ Pendant l'intervention, protéger les branches de l'artère subclavière et de l'artère axillaire dans la région thoraco-scapulaire pour réduire les saignements et les lésions collatérales ;

➢ S'assurer que la grande veine saphène autologue est de longueur suffisante, sans varices ni autres anomalies. Avant l'anastomose, ligaturer complètement toutes les branches collatérales ;

➢ Procéder à l'héparinisation avant le clampage de l'artère, afin d'atteindre un temps de coagulation activé (ACT) de 200 à 300 secondes pour prévenir la formation de thrombus ;

➢ Avant de finaliser l'anastomose, rincer avec une solution saline héparinée pour éliminer les bulles d'air et les caillots sanguins.

- **Connaissances complémentaires** :

➢ Un pseudo-anévrisme de l'artère axillaire se forme lorsque le sang s'infiltre dans les tissus environnants après la rupture d'une artère, entraînant la formation d'un hématome, sans rupture complète de la paroi artérielle. Il est généralement causé par un traumatisme ou une intervention iatrogène. En cas de rupture du pseudo-anévrisme, le patient peut rapidement entrer en état de choc hémorragique, nécessitant une intervention chirurgicale ou endovasculaire immédiate. Les techniques courantes incluent la réparation de l'artère endommagée par chirurgie ouverte ou la réparation endoluminale par pose d'une endoprothèse couverte.

➢ Avant l'intervention, une évaluation précise de la localisation, de la taille, de la morphologie, de l'étendue et des structures adjacentes de la lésion peut être réalisée à l'aide de l'échographie Doppler couleur, de l'angiographie par tomodensitométrie (CTA), de l'angiographie par résonance magnétique (MRA) ou de l'angiographie numérique (DSA).

➢ Pour les pseudo-anévrismes situés dans des zones adaptées, la fermeture du point de rupture artérielle et la restauration du flux sanguin normal par une endoprothèse couverte constituent aujourd'hui une méthode de traitement privilégiée et peu invasive.

➢ Pour les pseudo-anévrismes de grande taille ou complexes, la réparation chirurgicale ouverte ou la reconstruction vasculaire sont des options de traitement courantes, notamment lorsque l'endoprothèse ne peut pas couvrir intégralement la lésion.

➢ Après l'intervention, l'évaluation régulière de la perméabilité vasculaire doit être effectuée à l'aide d'examens cliniques et d'investigations complémentaires si nécessaire, en particulier pour les patients porteurs d'endoprothèses, afin de prévenir la resténose ou la récidive du pseudo-anévrisme.

➢ En fonction de la situation du patient, il convient de déterminer si un traitement antiplaquettaire ou anticoagulant à long terme est nécessaire pour prévenir la formation de thrombus.

Références :

1.Setiawati R, Varidha VU, Guglielmi G, Del Grande F. A Rare Case of Neglected Rupture of Right Mimicking a Soft Tissue Tumor. Case Rep Oncol. 2020;13(3):1082-1090. Published 2020 Sep 18. doi:10.1159/000509769

2.Carbonell JP, Gempeler A, Castro LD, Cardona A, Pabón M, García AF. Endovascular Repair in Patients with Axillary-Subclavian Arterial Trauma. Ann Vasc Surg. Published online September 27, 2024. doi:10.1016/j.avsg.2024.08.008

3.Hamamoto M, Morifuji K. Supraclavicular approach for repair of an axillary artery pseudoaneurysm after axillobifemoral bypass. Ann Vasc Dis. 2013;6(2):230-233. doi:10.3400/avd.hdi.13-00003

4.Kadiyani L, Ramakrishnan S, Kumar S, Ramakrishnan P. Tubercular pseudoaneurysm of the axillary artery. Ann Pediatr Cardiol. 2023;16(5):363-366. doi:10.4103/apc.apc_156_23

5.Dympep B, Khangarot S, Hadke N. An unusual presentation of traumatic pseudoaneurysm of axillary artery mimicking soft tissue tumor. J Surg Case Rep. 2012;2012(10):17. Published 2012 Oct 1. doi:10.1093/jscr/2012.10.17

VII. Réparation de l'artère humérale (2 juillet 2024)

- **Informations générales** :
  - Patient : Femme, 34 ans.
  - Motif : Blessure par écrasement au niveau du coude droit, datant de 6 heures.
- **Diagnostic et traitement** :

La patiente présente une lésion traumatique par écrasement au coude droit, entraînant une perte sanguine importante et une lésion de l'artère humérale. Une intervention chirurgicale sous anesthésie générale est réalisée pour réparer l'artère humérale. Le postopératoire est favorable, et la patiente sort en bon état général.

- **Chirurgiens** :

Membres de la 30e mission médicale chinoise en Guinée, et Dr Soriba Naby Camara et Dr Yves Yombouno, spécialisés en chirurgie vasculaire à l'Hôpital d'Amitié Sino-Guinéenne.

- **Étapes de la procédure** :

Anesthésie générale, position en décubitus dorsal, extension du membre affecté, compression pour arrêter le saignement. Une dissection minutieuse est effectuée pour exposer complètement l'artère brachiale. Le flux sanguin est temporairement interrompu, et le nerf médian est soigneusement protégé. Un débridement complet est réalisé, suivi d'une résection en V oblique des extrémités de l'artère brachiale pour garantir une jonction sans tension. L'anastomose termino-terminale est réalisée avec des points séparés en fil Prolene 6-0. Une fois la dernière suture terminée, l'air est évacué avant de nouer le fil. Les clamps vasculaires sont progressivement relâchés pour rétablir le flux sanguin. La perfusion de l'artère radiale distale est vérifiée et jugée satisfaisante. Après confirmation de l'absence de fuite, la plaie est fermée par couches successives.

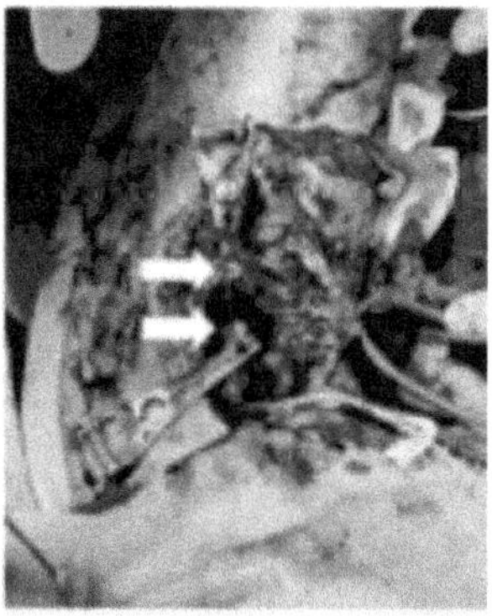

(Illustration : Extrémité de l'artère humérale rompue – flèche blanche)

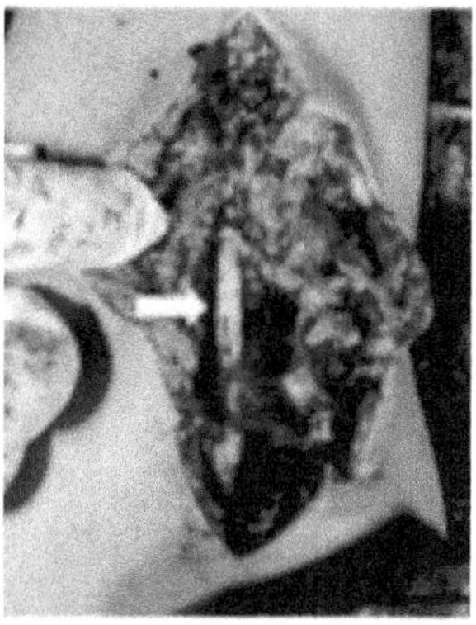

(Illustration : Anastomose bout à bout de l'artère humérale – flèche blanche)

- **Points clés de l'intervention** :

➢ Pendant l'intervention, les segments vasculaires nécrosés ou endommagés doivent être complètement retirés. Une anastomose termino-terminale directe peut être réalisée si aucune tension n'est présente. En cas de tension excessive, une greffe vasculaire est nécessaire.

➢ L'anastomose est effectuée avec des points séparés en fil Prolene 6-0, et l'utilisation de sérum physiologique hépariné avant la suture permet d'éliminer les thrombus.

➢ La suture doit débuter par la face postérieure de l'artère pour éviter toute torsion et accélérer le temps d'anastomose.

➢ Après rétablissement du flux sanguin, l'état du pouls radial distal doit être immédiatement vérifié.

- **Connaissances complémentaires** :

➢ L'approvisionnement sanguin distal doit être évalué par le pouls de l'artère radiale du bras, la couleur et la température de la peau, la sensibilité et le mouvement des membres, ainsi que par des examens tels que l'échographie Doppler couleur ou la CTA. En cas de suspicion de lésion artérielle, une exploration chirurgicale précoce est nécessaire.

➢ Les lésions de l'artère brachiale doivent être prises en charge rapidement pour contrôler l'hémorragie, avec une réparation dans les 6 heures afin de réduire la nécrose musculaire ou les déficits fonctionnels, et de rétablir un flux sanguin normal distal, en minimisant le temps d'occlusion pendant l'opération.

➢ Lors de la dissection de l'artère brachiale au niveau du coude, il est important d'éviter d'endommager le nerf médian adjacent sur le côté interne.

➢ En cas de rupture complète, une anastomose termino-terminale est appropriée. En cas de déchirure partielle, la réparation directe, la greffe de veine saphène autologue ou l'utilisation d'un greffon vasculaire synthétique peuvent être envisagées selon l'étendue de la déchirure.

➢ Après l'intervention, il est crucial de surveiller de près la couleur de la peau, la température, le temps de recoloration capillaire, ainsi que le pouls radial du membre affecté. Un traitement anticoagulant avec de l'héparine de bas poids moléculaire ou de l'aspirine est souvent administré pour prévenir la formation de thrombus.

Références :

1.Stefanou N, Mylonas T, Angelis FA, Arnaoutoglou C, Varitimidis SE, Dailiana ZH. Upper extremity vascular injuries: Etiology, management and outcome. World J Crit Care Med. 2024;13(2):91558. Published 2024 Jun 9. doi:10.5492/wjccm.v13.i2.91558

2.Fields CE, Latifi R, Ivatury RR. Brachial and forearm vessel injuries. Surg Clin North Am. 2002;82(1):105-114. doi:10.1016/S0039-6109(03)00143-9

3.Andrew Koman L. Management of upper extremity arterial penetrating vascular trauma. Injury. 2021;52(12):3573-3579. doi:10.1016/j.injury.2021.10.001

4.Stefanou N, Arnaoutoglou C, Papageorgiou F, Matsagkas M, Varitimidis SE, Dailiana ZH. Update in combined musculoskeletal and vascular injuries of the extremities. World J Orthop. 2022;13(5):411-426. Published 2022 May 18. doi:10.5312/wjo.v13.i5.411

5.Mahajan RK, Srinivasan K, Jain A, Bhamre A, Narayan U, Sharma M. Management of Complex Upper Extremity Trauma with Associated Vascular Injury. Indian J Plast Surg. 2022;55(3):224-233. Published 2022 Aug 30. doi:10.1055/s-0042-1744453

6.Chipman AM, Ottochian M, Ricaurte D, et al. Contemporary management and time to revascularization in upper extremity arterial injury. Vascular. 2023;31(2):284-291. doi:10.1177/17085381211062726

Références :

1. Cronenwett, Jack L, Johnston, K. Wayne Chirurgie vasculaire [M].

2. Chirurgie vasculaire Feng Youxian [J].

3. Chirurgie vasculaire Wang Zhonghao-. Wang Zhonghao [M].

4. Wang Shenming. Chirurgie vasculaire [M]. Maison d'édition médicale populaire, 2011.

5. Wu Qinghua. 912 questions destinées aux médecins traitants en chirurgie vasculaire [M].

6. Zhang Fuxian, Zhang Wei, Chen Zhong, et al. Prévention et traitement des complications en chirurgie vasculaire [M].

7. Liu Changwei Diagnostic et traitement de routine de la chirurgie vasculaire [M].

8. Liang Faqi. Chirurgie vasculaire [M]. Maison d'édition médicale populaire, 2002.

9. Zhang Hongjia. Chirurgie cardiovasculaire [M]. Maison d'édition médicale populaire, 2022.

Vocabulaire :

Abréviation	Acronyme complète (en français)	Signification
AAA	Anévrisme de l'aorte abdominale	Anévrisme de l'aorte abdominale
IBI	Index cheville-brachial	Index cheville-brachial
ACTE	Temps de coagulation activé	Temps de coagulation activé
ALI	Ischémie aiguë des membres	Ischémie aiguë des membres
À	Antithrombine	Antithrombine
ATIII	Antithrombine III	Antithrombine III

Abréviation	Acronyme complète (en français)	Signification
FAV	Fistule artérioveineuse	Fistule artério-veineuse
AVK	Antivitamine K	Médicaments anti-vitamine K
MAV	Malformation artério-veineuse	Malformation artério-veineuse
GOUJAT	Maladie de l'artère coronaire	Maladie de l'artère coronaire
CAS	Stenting de l'artère carotide	Stenting de l'artère carotide
CEA	Endartériectomie carotidienne	Endartériectomie carotidienne
CLI	Ischémie critique des membres	Ischémie critique des membres
Appel à l'action	Angiographie par tomodensitométrie	Angiographie par tomodensitométrie
CTPA	Tomodensitométrie Angiographie pulmonaire	Angiographie pulmonaire CT
Directeur technique	Occlusion totale chronique	Occlusion totale chronique
CT	Tomodensitométrie	Tomodensitométrie
IVC	Insuffisance veineuse chronique	Insuffisance veineuse chronique
DSA	Angiographie par soustraction numérique	Angiographie numérique par soustraction
TVP	Thrombose veineuse profonde	Thrombose veineuse profonde
ÉVAR	Réparation endovasculaire d'un anévrisme	Réparation endovasculaire d'un anévrisme
EVT	Thérapie endovasculaire	Traitement endovasculaire
GSV	Grande veine saphène	Grande veine saphène
HDL	Lipoprotéine de haute densité	HDL
ACI	Artère carotide interne	Artère carotide interne

Abréviation	Acronyme complète (en français)	Signification
IMA	Artère mésentérique inférieure	Artère mésentérique inférieure
INR	Ratio normalisé international	Ratio international normalisé
ISR	Resténose intra-stent	Resténose intra-stent
IVUS	Échographie intravasculaire	Échographie intravasculaire
LÉA	Amputation des membres inférieurs	Amputation d'un membre inférieur
PLOMB	Maladie artérielle des membres inférieurs	Maladie artérielle des membres inférieurs
LDL	Lipoprotéine de basse densité	Lipoprotéine de basse densité
LVO	Occlusion des gros vaisseaux	Occlusion d'un gros vaisseau
MDT	Équipe multidisciplinaire	Équipe multidisciplinaire
ARM	Angiographie par résonance magnétique	Angiographie par résonance magnétique
IRM	Imagerie par résonance magnétique	Imagerie par résonance magnétique
NOAC	Anticoagulant oral non antagoniste de la vitamine K	Nouveaux anticoagulants oraux
OCTOBRE	Tomographie par cohérence optique	Tomographie par cohérence optique
TAMPON	Maladie artérielle périphérique	Maladie artérielle périphérique
PADIC	Maladie artérielle périphérique avec claudication intermittente	Maladie artérielle périphérique avec claudication intermittente
PCI	Intervention coronarienne percutanée	Intervention coronarienne percutanée
PE	Embolie pulmonaire	Embolie pulmonaire
PTA	Angioplastie transluminale percutanée	Angioplastie transluminale percutanée

Abréviation	Acronyme complète (en français)	Signification
PTFE	Polytétrafluoroéthylène	PTFE
RFA	Ablation par radiofréquence	Ablation par radiofréquence
AFFA	Artère fémorale superficielle	Artère fémorale superficielle
SMA	Artère mésentérique supérieure	Artère mésentérique supérieure
SSV	Petite veine saphène	Petite veine saphène
SVT	Thrombose veineuse superficielle	Thrombose veineuse superficielle
TASC	Consensus intersociété transatlantique	Notation du consensus de la société transatlantique
AIT	Attaque ischémique transitoire	Accident ischémique transitoire
TEV	Thromboembolie veineuse	Thromboembolie veineuse

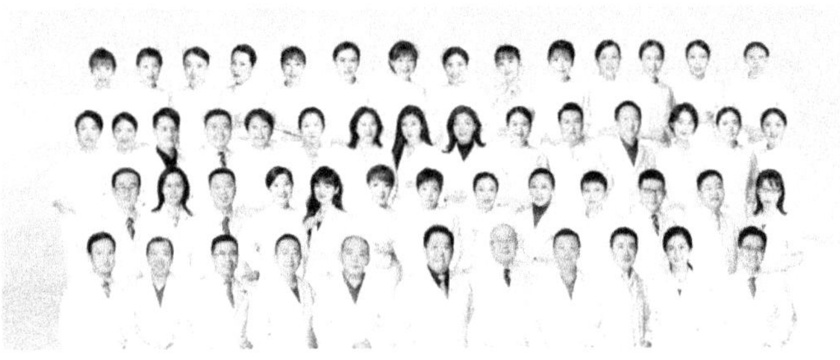

Photo de groupe de l'équipe de chirurgie vasculaire de l'hôpital Anzhen de Pékin, Université médicale de la capitale

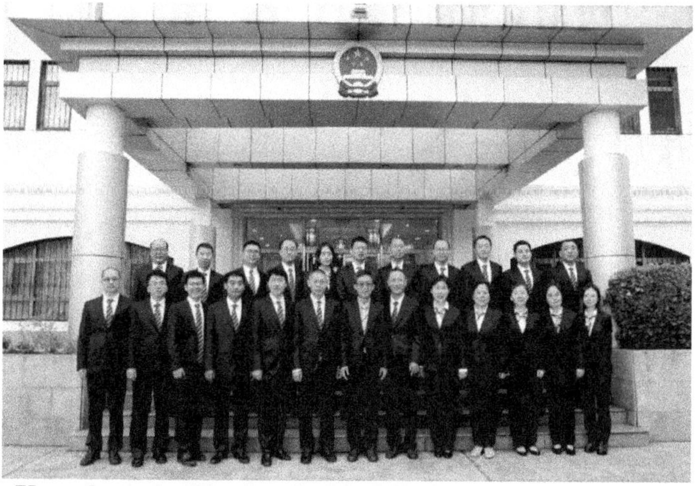

Une photo de l'équipe du 30e Mission Médicale Chinoise en Guinée

Table des matières

Structures éditoriales du groupe L'Harmattan

L'Harmattan Italie
Via degli Artisti, 15
10124 Torino
harmattan.italia@gmail.com

L'Harmattan Hongrie
Kossuth l. u. 14-16.
1053 Budapest
harmattan@harmattan.hu

L'Harmattan Sénégal
10 VDN SICAP AMITIE 3
BP 45034 Dakar-Fann
direction@senharmattan.com

L'Harmattan Cameroun
Tsinga/Derrière polyclinique FECAFOOT
BP 11486 Yaoundé
Jacques.koukam@harmattan.fr

L'Harmattan Burkina Faso
Villa 281, secteur 23 623, rue 14.32
Ouagadougou
zagbie@outlook.fr

L'Harmattan Guinée
Almamya, rue KA 028 OKB Agency
BP 3470 Conakry
harmattanguinee@yahoo.fr

L'Harmattan RDC
185, avenue Nyangwe
Commune de Lingwala - Kinshasa
matangilamusadila@yahoo.fr

L'Harmattan Congo
219, avenue Nelson Mandela
BP 2874 Brazzaville
deunovmikhael@gmail.com

L'Harmattan Mali
Immeuble Mgr Jean Marie Cissé
Aci Hamadallaye
BP 145 Bamako
syllaka@yahoo.fr

L'Harmattan Togo
Djidjole - Maison Amela
face EPP BATOME
02 BP 20680 Lomé
didieramela11@gmail.com

L'Harmattan Côte d'Ivoire
Résidence Karl - Cité des Arts
Abidjan-Cocody
03 BP 1588 Abidjan
harmattan.ivoire@gmail.com

L'Harmattan Bénin
Rue 604, (Immeuble à l'entrée
de la rue UCAO- Cite de Saint-Jean)
Cotonou
stepcorpus@gmail.com

Nos librairies en France

Librairie internationale
16, rue des Écoles
75005 Paris
librairie.internationale@harmattan.fr
01 40 46 79 11
www.librairieharmattan.com

Librairie des savoirs
21, rue des Écoles
75005 Paris
librairie.sh@harmattan.fr
01 46 34 13 71
www.librairieharmattansh.com

www.ingramcontent.com/pod-product-compliance
Lightning Source LLC
LaVergne TN
LVHW011009061026
849535LV00006B/1783